U0196442

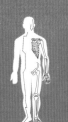

人体经络穴位
使用大图册

主 编 郭长青

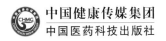

中国健康传媒集团

中国医药科技出版社

内容提要

　　本书收纳十四经所属腧穴 361 个，对每一个穴位的穴名来源、精准定位、功能、主治、自我保健都做了详细的介绍。同时，为了让读者能准确地找到穴位，不仅介绍了快速简便的取穴技巧，还在文字旁配上相应的图示，图文并茂，无论是有专业基础的大中专院校师生还是零起点的中医爱好者都能从中受益。

　　为适应广大的中老年朋友对经络穴位的学习要求，本书采用解剖图和真人图对应的形式，方便读者一一对照，并采用大开本、大字号、大图片，让您摘掉老花眼镜也能一目了然，轻松阅读。

图书在版编目（CIP）数据

人体经络穴位使用大图册 / 郭长青主编. -- 北京：中国医药科技出版社，2016.9（2024.12重印）
ISBN 978-7-5067-8603-4

Ⅰ. ①人…　Ⅱ. ①郭…　Ⅲ. ①经络 – 图解②穴位 – 图解　Ⅳ. ①R224.4-64

中国版本图书馆CIP数据核字(2016)第176680号

人体经络穴位使用大图册

美术编辑　陈君杞
版式设计　大隐设计
文字统筹　贾云哲

出版　中国健康传媒集团 ｜ 中国医药科技出版社
地址　北京市海淀区文慧园北路甲 22 号
邮编　100082
电话　发行：010-62227427　邮购：010-62236938
网址　www.cmstp.com
规格　889 × 1194mm $^1/_{16}$
印张　13
字数　198 千字
版次　2016 年 9 月第 1 版
印次　2024 年 12 月第 14 次印刷
印刷　北京盛通印刷股份有限公司
经销　全国各地新华书店
书号　ISBN 978-7-5067-8603-4
定价　39.00 元

获取新书信息、投稿、为图书纠错，请扫码联系我们。

前言

穴位那么多，连名称都记不住，该如何找准位置呢？感冒、头痛、牙痛、发热等症状，按揉哪些穴位可以缓解呢？头顶的百会穴、手心的劳宫穴，这样的穴位如何找得又快又准，按摩它们有什么作用呢？

……所有你关心的问题，本书都有答案。

北京中医药大学针推学院知名教授郭长青老师积累几十年的临床和教学经验编写成此书。本书用简单明确的语言描述人体经络的各种保健作用，倡导通过刺激经络穴位来治疗预防疾病的养生手段，让读者能发现蕴藏在自己身体里的"医疗系统"，把自己培养成半个医生。

本书收纳十四经所属腧穴 361 个，对每一个穴位的穴名来源、精准定位、功能、主治、自我保健都做了详细的介绍。同时，为了让读者能准确地找到穴位，不仅介绍了快速简便的取穴技巧，还在文字旁配上相应的图示，图文并茂，无论是有专业基础的大中专院校师生还是零起点的中医爱好者都能从中受益。

为适应广大的中老年朋友对经络穴位的学习要求，本书采用解剖图和真人图对应的形式，方便读者一一对照，并采用大开本、大字号、大图片，让您摘掉老花眼镜也能一目了然，轻松阅读。

编者

2016 年 6 月

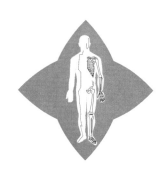

人体经络穴位使用大图册

目录

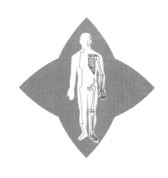

人体经络穴位使用大图册

1

第一章
腧穴的定位

常用的定位法，有骨度分寸法，体表标志法，手指比量法和简易取穴法。

一、骨度分寸法

骨度分寸法，古称"骨度法"，即以体表骨节为主要标志折量周身各部的长度和宽度，定出分寸，作为定穴标准的方法。按照这种方法，不论男女、老幼、高矮、胖瘦，折量的分寸都是一样的，从而很好地解决了在不同人身上定穴取穴的难题。

常用骨度表

部位	起止点	折量分寸	度量法	作用
头部	前发际正中至后发际正中	12	直寸	确定头部腧穴的纵向距离
	眉间（印堂）至前发际正中	3	直寸	确定前或后发际及其头部腧穴的纵向距离
	两额角发际（头维）之间	9	横寸	确定头前部腧穴的横向距离
	耳后两乳突（完骨）之间	9	横寸	确定头后部腧穴的横向距离
胸腹胁部	胸骨上窝（天突）至胸剑结合中点（歧骨）	9	直寸	确定胸部任脉穴的纵向距离
	胸剑结合中点（歧骨）至脐中（神阙）	8	直寸	确定上腹部腧穴的纵向距离
	脐中至耻骨联合上缘（曲骨）	5	直寸	确定下腹部腧穴的纵向距离
	两肩胛骨喙突内侧缘之间	12	横寸	确定胸部腧穴的横向距离
	两乳头之间	8	横寸	确定胸腹部腧穴的横向距离
背腰部	肩胛骨内侧缘（近脊柱侧）至后正中线	3	横寸	确定背腰部腧穴的横向距离

腧穴定位　肺经　大肠经　胃经　脾经　心经　小肠经　膀胱经　肾经　心包经　三焦经　胆经　肝经　督脉　任脉

部位	起止点	折量分寸	度量法	作用
上肢部	腋前、后纹头至肘横纹（平尺骨鹰嘴）	9	直寸	确定上臂部腧穴的纵向距离
	肘横纹（平尺骨鹰嘴）至腕掌（背）侧远端横纹	12	直寸	确定前臂部腧穴的纵向距离
下肢部	耻骨联合上缘至髌底	18	直寸	确定大腿部腧穴的纵向距离
	髌底至髌尖	2	直寸	
	髌尖（膝中）至内踝尖	15	直寸	确定小腿内侧部腧穴的纵向距离
	胫骨内侧髁下方（阴陵泉）至内踝尖	13	直寸	
	股骨大转子至腘横纹（平髌尖）	19	直寸	确定大腿部前外侧部腧穴的纵向距离
	臀沟至腘横纹	14	直寸	确定大腿后部腧穴的纵向距离
	腘横纹（平髌尖）至外踝尖	16	直寸	确定小腿外侧部腧穴的纵向距离
	内踝尖至足底	3	直寸	确定足内侧腧穴的纵向距离

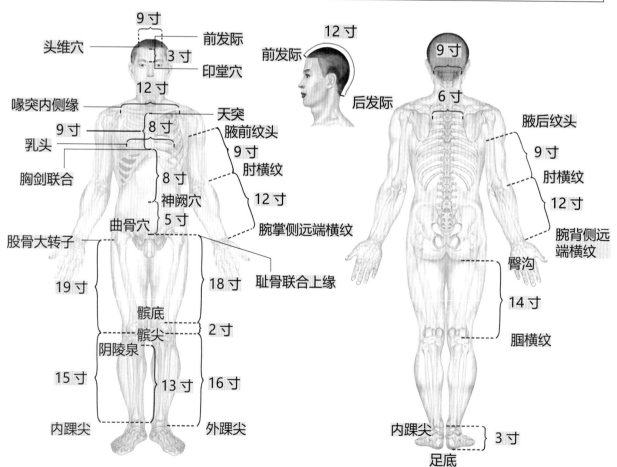

二、手指比量法

手指比量法，是一种简易的取穴方法，即按照患者本人手指的长度和宽度为标准来取穴。故这种方法也称"同身寸法"。由于选取的手指不同，节段亦不同，可分为以下几类：

1.横指同身寸法，又称"一夫法"：将食、中、无名、小指相并拢，以中指中节横纹处为准，量取四横指之横向长度，定为3寸。此法多用于腹、背部及下肢部的取穴。

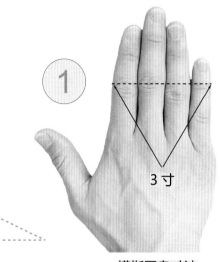

横指同身寸法

2.拇指同身寸法：将拇指伸直，横置于所取部位之上下，依拇指指间关节的横向长度为1寸，来量取穴位。

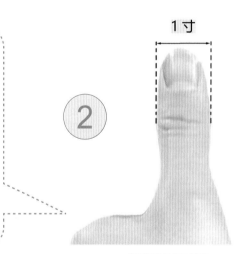

拇指同身寸法

3.中指同身寸法：将患者的中指屈曲，以中指指端抵在拇指指腹，形成一环状，将食指伸直，显露出中指的桡侧面，取其中节上下两横纹头之间的长度，即为同身之1寸。这种方法较适用于四肢及脊背横量取穴。

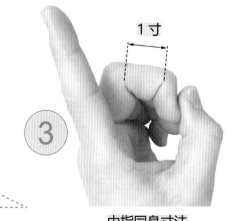

中指同身寸法

三、简易取穴法

　　简易取穴法，是总结历代医家在临床实践中所积累经验而形成的简便易行的量取穴位的方法。如列缺，可以病人左右两手之虎口交叉，一手食指压在另一手腕后高骨之正中上方，当食指尖到达处的小凹陷处即为本穴。又如劳宫，半握掌，以中指的指尖切压在掌心的第一节横纹上，就是本穴。再如风市，患者两手臂自然下垂，于股外侧中指尖到达处就是本穴。又如垂肩屈肘，肘尖到达躯干侧面的位置即是章门穴。这些取穴方法虽不十分精确，但由于腧穴并非针尖大的范围，所以完全可以寻找到有较强的感应处，因此是实用的。

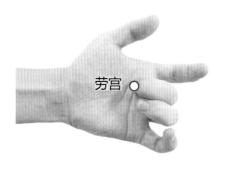

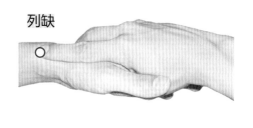

列缺

劳宫

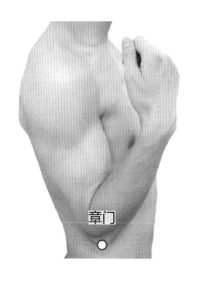

章门

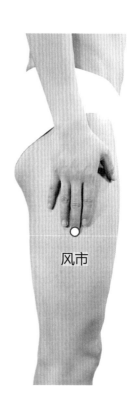

风市

2 第二章
手太阴肺经

经脉循行

　　手太阴肺经：起始于中焦胃部，向下联络大肠，回过来沿着胃上口，穿过膈肌，属于肺脏。从肺与气管、喉咙相连处横出腋下向下沿着上臂内侧，下向肘中，再沿前臂内侧桡骨边缘，经大鱼际部，沿其边缘，出大拇指的内侧末端。

　　它的支脉：从腕后（列缺）走向食指内（桡）侧，出其末端，接手阳明大肠经。

主治病候

　　主治咽喉、胸、肺部疾病，以及经脉循行位置的病症。如咳嗽，气喘，咳血，伤风，胸部胀满，咽喉肿痛，手臂内侧前缘痛，肩背部寒冷疼痛等。

经穴歌诀

> 手太阴肺十一穴，中府云门天府诀，
> 侠白尺泽孔最存，列缺经渠太渊涉，
> 鱼际少商如韭叶。（左右共二十二穴）

手太阴肺经图

中府 Zhōngfǔ
云门 Yúnmén
天府 Tiānfǔ
侠白 Xiábái
尺泽 Chǐzé
孔最 Kǒngzuì
列缺 Lièquē
经渠 Jīngqú
太渊 Tàiyuān
鱼际 Yújì
少商 Shàoshāng

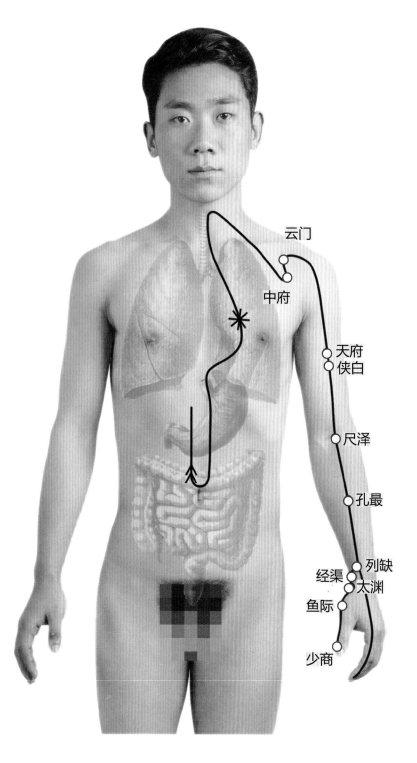

云门
中府
天府
侠白
尺泽
孔最
列缺
经渠
太渊
鱼际
少商

中府 Zhōngfǔ （肺募穴）

【穴名来源】中，中间，指中焦；府，处所。手太阴肺经起于中焦。穴当中焦脾胃之气聚汇肺经的处所。

【精准定位】在胸部，横平第1肋间隙，锁骨下窝外侧，前正中线旁开6寸。

【功能】止咳平喘，清肺泻热，补气健脾。

【主治】咳嗽，气喘，胸痛，肩臂痛，支气管炎。

【自我保健】指压按摩：拇指指腹按揉中府，先顺时针揉，再逆时针揉，每次1~3分钟。灸法：艾条灸10~20分钟。

云门 Yúnmén

【穴名来源】云，云雾的云，指肺之气；门，门户。穴在胸廓上部，如肺气出入的门户。

【精准定位】在胸部，锁骨下窝凹陷中，肩胛骨喙突内缘，前正中线旁开6寸。

【功能】肃肺理气，泻四肢热。

【主治】咳嗽，气喘，胸痛，肩痛。

【自我保健】指压按摩：拇指指腹按揉云门，先顺时针揉，再逆时针揉，每天坚持，每次1~3分钟。灸法：艾条灸5~15分钟。

天府 Tiānfǔ

【穴名来源】天，天空，指上而言；府，处所。穴在臂之上部，是肺气聚集处。

【精准定位】在臂前区，腋前纹头下3寸，肱二头肌桡侧缘处。

【功能】疏调肺气，镇惊止血。

【主治】咳嗽，气喘，健忘，煤气中毒。鼻出血，吐血，肩臂疼痛。

【自我保健】指压按摩：经常用拇指指腹按揉，每次1~3分钟。灸法：艾条灸5~10分钟。

侠白 Xiábái

【穴名来源】侠，通"夹"；白，白色。白色属肺。两臂下垂,本穴夹于肺之两旁。

【精准定位】在臂前区，腋前纹头下4寸，肱二头肌桡侧缘处。

【功能】宣肺理气，宽胸和胃。

【主治】咳嗽，气喘，胸闷。上臂内侧神经痛。

【自我保健】指压按摩：经常用拇指指腹按揉，每次1~3分钟。灸法：艾条灸5~10分钟。

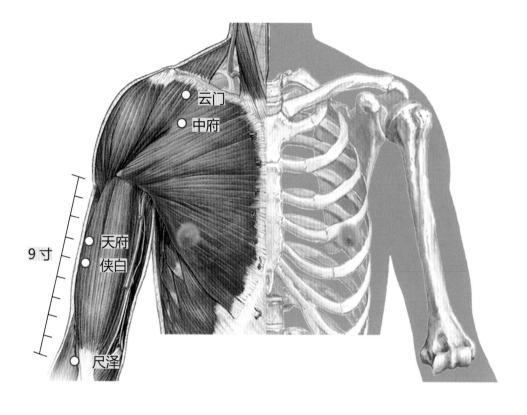

云门
中府
9寸
天府
侠白
尺泽

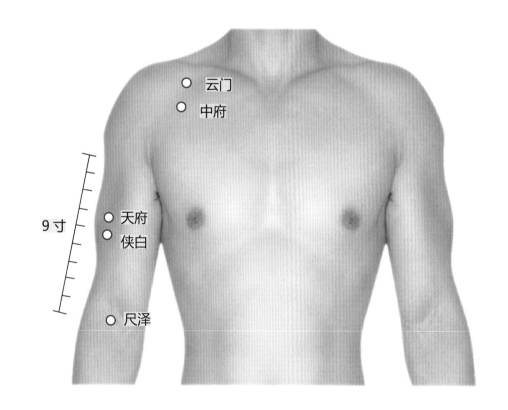

云门
中府
9寸
天府
侠白
尺泽

尺泽 Chǐzé （合穴）

【穴名来源】尺，尺寸的尺，长度单位，10 寸为一尺，也指尺肤部，即肘关节内侧及前臂上部；泽，沼泽。穴在尺肤部肘窝陷中，脉气流注于此，如水注沼泽。

【精准定位】在肘区，肘横纹上，肱二头肌腱桡侧缘凹陷中。

【功能】滋阴润肺，止咳降逆。

【主治】咳嗽，气喘，咽喉肿痛，小儿惊风，吐泻，肘臂痉挛疼痛。

【自我保健】指压按摩：用拇指指腹按揉或用拇指弹拨尺泽处，每次 1~3 分钟。灸法：艾条灸 5~10 分钟。

孔最 Kǒngzuì （郄穴）

【穴名来源】孔，孔隙；最，甚、极。意指本穴孔隙最深。

【精准定位】前臂前区，腕掌侧远端横纹上 7 寸，尺泽与太渊连线上。

【功能】清热解毒，降逆止血。

【主治】咳嗽，气喘，咯血，失音，咽喉肿痛，痔疮。

【自我保健】指压按摩：经常用拇指指腹按压，每次 1~3 分钟。灸法：艾条灸 10~20 分钟。

列缺 Lièquē （络穴、八脉交会穴通任脉）

【穴名来源】列，排列，缺，凹陷，古代称闪电和天际裂缝为列缺。手太阴脉从这里别走手阳明脉。本穴位于桡骨茎突上方凹陷处，如天际之裂缝。

【精准定位】前臂，腕掌侧远端横纹上 1.5 寸，拇短伸肌腱与拇长展肌腱之间，拇长展肌腱沟的凹陷中。

【功能】祛风散邪，通调任脉。

【主治】咳嗽，气喘，偏头痛，颈椎病，咽喉痛，手腕无力。

【自我保健】指压按摩：经常用拇指或食指指腹按压，每次 1~3 分钟。灸法：艾条灸 5~10 分钟。

经渠 Jīngqú （经穴）

【穴名来源】经，经过；渠，沟渠。经气流注于此，如水经过沟渠。

【精准定位】在前臂前区，腕掌侧远端横纹上1寸，桡骨茎突与桡动脉之间。

【功能】宣肺平喘，开胸顺气。

【主治】咳嗽，气喘，咽喉疼痛，胸背痛，手腕痛，气管炎。

【自我保健】指压按摩：拇指与食指并拢，用指腹按揉，每次3~5分钟。灸法：艾条灸5~10分钟。因靠近桡动脉，不宜瘢痕灸。

太渊 Tàiyuān （原穴、脉会穴）

【穴名来源】太，甚大，有旺盛的意思；渊，深潭。穴位局部脉气旺盛如深渊。

【精准定位】腕前区，桡骨茎突与舟状骨之间，拇长展肌腱尺侧凹陷中。

【功能】止咳化痰，通调血脉，健脾益气。

【主治】咳嗽，气喘，咽喉疼痛，失音，胸闷，心痛。头痛，牙痛，口眼歪斜，手腕疼痛无力，呕吐，遗尿，糖尿病。

【自我保健】指压按摩：用拇指指甲尖掐按太渊，每次1~3分钟。灸法：艾条灸5~10分钟，因靠近桡动脉，不宜瘢痕灸。

鱼际 Yújì （荥穴）

【穴名来源】鱼，鱼腹；际，边际。掌中鱼际肌隆起似鱼腹，该穴位于鱼际肌的边际。鱼际现用作解剖学名词。

【精准定位】在手外侧，第一掌骨桡侧中点赤白肉际处。

【功能】疏风清热，宣肺利咽。

【主治】咳血，扁桃体炎，头痛，乳腺炎，手指痛，心悸，小儿单纯性消化不良。

【自我保健】指压按摩：用另一只手的拇指或食指按压鱼际，感觉酸痛最佳，平时也可以经常用两手互搓。灸法：艾条灸3~5分钟。

少商 Shàoshāng （井穴）

【穴名来源】少，幼小，有少量的意思；商，五音之一，属金。肺属金，在五音为商。此系肺经井穴，为本经经气出生之处。

【精准定位】在手指，拇指末节桡侧，指甲根角侧上方0.1寸（指寸）。

【功能】清热解表，通利咽喉，醒神开窍。

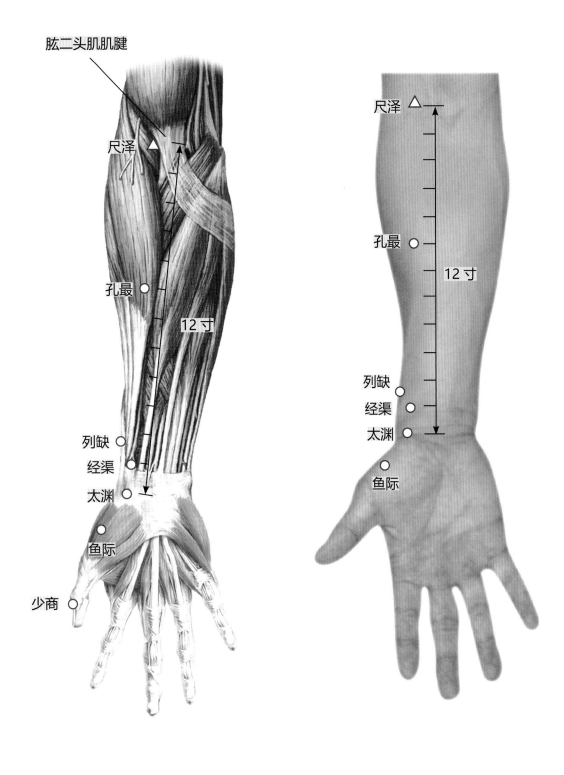

肱二头肌肌腱

尺泽△

孔最 ○

12寸

列缺 ○

经渠 ○

太渊 ○

鱼际 ○

少商 ○

尺泽 △

孔最 ○

12寸

列缺 ○

经渠 ○

太渊 ○

鱼际 ○

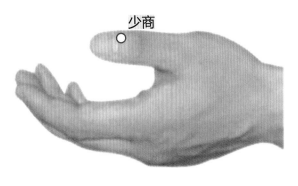

少商 ○

3 第三章
手阳明大肠经

经脉循行

手阳明大肠经:从食指末端起始(商阳),沿食指内侧向上,进入两筋(拇长伸肌腱和拇短伸肌腱)之间的凹陷处,沿前臂前方,进入肘外侧,再经上臂外侧前边,上肩,沿着肩峰部前边,向上交会于颈部(会大椎),再向下入缺盆,联络肺脏,通过横膈,属于大肠。

它的支脉:从锁骨上窝上行颈旁,通过面颊,进入下齿,出来夹口旁,交于人中后交叉,左边的向右,右边的向左,向上夹鼻孔两旁。

主治病候

本经腧穴主治头面部、五官、咽喉等疾病,热病及经脉循行位置的病症。如腹痛,肠鸣,泄泻,便秘,痢疾,咽喉肿痛,齿痛,鼻流清涕或出血以及本经循行位置疼痛热肿或寒冷等病症。

经穴歌诀

手阳明穴起商阳,二间三间合谷藏,
阳溪偏历温溜长,下廉上廉手三里,
曲池肘髎五里近,臂臑肩髃巨骨当,
天鼎扶突禾髎接,鼻旁五分号迎香。 (左右共四十穴)

手阳明大肠经图

商阳 Shāngyáng
二间 Erjiān
三间 Sānjiān
合谷 Hégǔ
阳溪 Yángxī
偏历 Piānlì
温溜 Wēnliū
下廉 Xiàlián
上廉 Shànglián
手三里 Shǒusānlǐ
曲池 Qūchí
肘髎 Zhǒuliáo
手五里 Shǒuwǔlǐ
臂臑 Bìnào
肩髃 Jiānyú
巨骨 Jùgǔ
天鼎 Tiāndǐng
扶突 Fútū
口禾髎 Kǒuhéliáo
迎香 Yíngxiāng

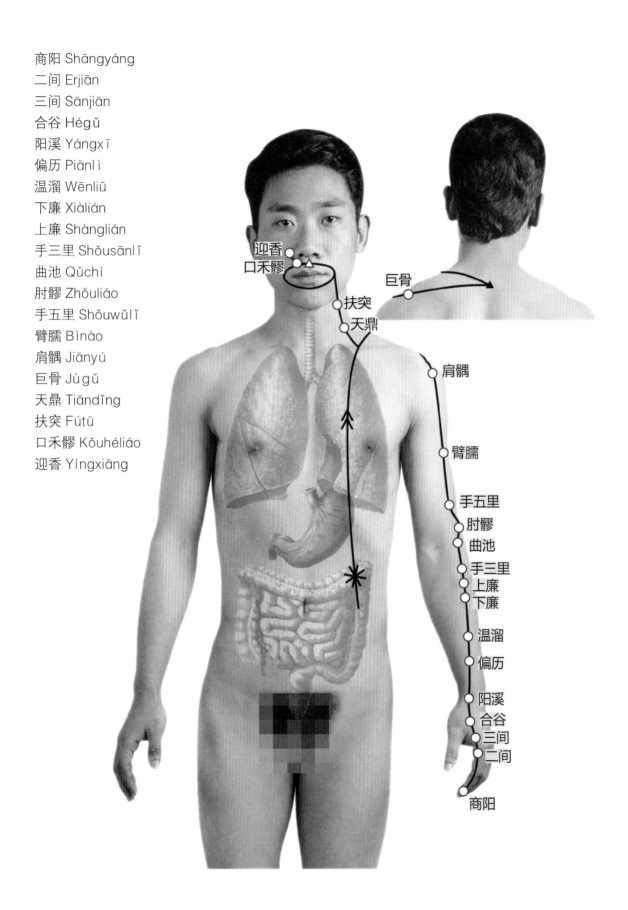

迎香
口禾髎
扶突
天鼎
巨骨
肩髃
臂臑
手五里
肘髎
曲池
手三里
上廉
下廉
温溜
偏历
阳溪
合谷
三间
二间
商阳

商阳 Shāngyáng （井穴）

【穴名来源】商，五音之一，属金；阳，阴阳之阳，指阳经。大肠属金，在音为商。

【精准定位】手指，食指末节桡侧，指甲根角侧上方 0.1 寸（指寸）。

【功能】清热解表，开窍苏厥。

【主治】咽喉肿痛，中风昏迷，牙痛。

【自我保健】指压按摩：用拇指指甲尖掐按商阳，每次 1~3 分钟。灸法：艾条灸 5~10 分钟。

二间 Erjiān （荥穴）

【穴名来源】二，第 2；间，间隙。此为大肠经的第 2 穴。

【精准定位】手指，第 2 掌指关节桡侧远端赤白肉际处。

【功能】解表清热，通利咽喉。

【主治】目痛，目黄，齿痛口干，口眼歪斜，食指屈伸不利，疼痛，肩背痛。

【自我保健】指压按摩：用拇指指腹揉按二间，每次 1~3 分钟。灸法：艾条灸 5~10 分钟。

三间 Sānjiān （输穴）

【穴名来源】三，第 3；间，间隙。此为大肠经的第 3 穴。

【精准定位】在手指，第 2 掌指关节桡侧近端凹陷中。

【功能】清泄热邪，止痛利咽。

【主治】眼睑痒痛，咽喉肿痛，胸闷，气喘，手指肿痛。

【自我保健】指压按摩：用拇指指腹揉按三间数次，每次 1~3 分钟。灸法：艾条灸 5~10 分钟。

合谷 Hégǔ（原穴）

【穴名来源】合，结合；谷，山谷。穴在第 1、2 掌骨之间，局部呈山谷样凹陷。

【精准定位】在手背，第 2 掌骨桡侧的中点处。

【功能】镇静止痛，通经活络，解表泄热。

【主治】头痛，鼻塞，耳聋耳鸣，咽喉肿痛。口疮，口眼歪斜，便秘，痢疾，月经不调，痛经，经闭，皮肤瘙痒，荨麻疹。

【自我保健】指压按摩：用拇指指腹揉按合谷，出现手掌酸麻并向指端发散最好。灸法：艾条灸 10~20 分钟。

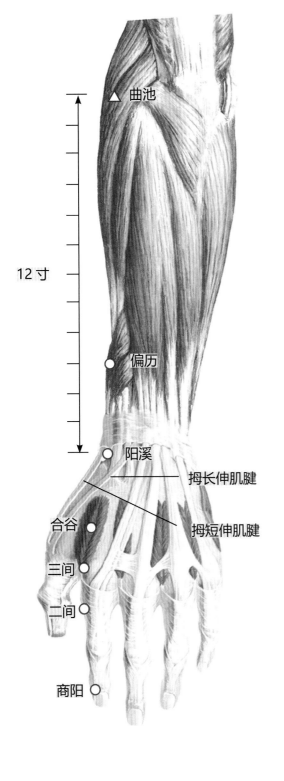

曲池 △

12寸

偏历

阳溪

拇长伸肌腱

合谷

拇短伸肌腱

三间

二间

商阳

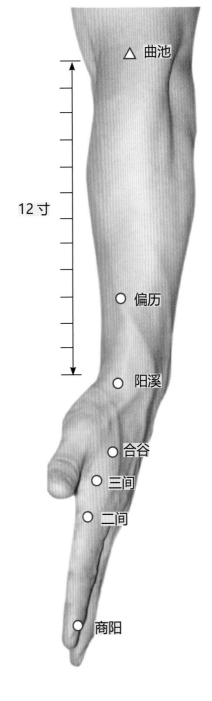

△ 曲池

12寸

偏历

阳溪

合谷

三间

二间

商阳

阳溪 Yángxī （经穴）

【穴名来源】阳，阴阳之阳，指阳经；溪，沟溪。穴属于阳明经，局部呈凹陷，好象山间沟溪。

【精准定位】在腕区，腕背侧远端横纹桡侧，桡骨茎突远端，解剖学"鼻烟窝"凹陷中。

【功能】清热散风，舒筋利节。

【主治】头痛，耳聋，耳鸣，齿痛，咽喉肿痛，目赤肿痛。

【自我保健】指压按摩：用拇指指腹揉按阳溪，每次 1~3 分钟，以局部酸胀为佳。灸法：艾条灸 10~20 分钟。

偏历 Piānlì （络穴）

【穴名来源】偏，偏离；历，行经。手阳明大肠经从这里分出络脉偏行肺经。

【精准定位】在前臂，腕背侧远端横纹上 3 寸，阳溪与曲池连线上。

【功能】清热利尿，通经活络。

【主治】头痛，目赤肿痛，耳聋，耳鸣，齿痛，咽喉肿痛。

【自我保健】指压按摩：用拇指指腹揉按偏历，每次 1~3 分钟，以局部酸胀为佳。灸法：艾条灸 5~10 分钟。

温溜 Wēnliū （郄穴）

【穴名来源】温，温暖；溜，流通。本穴有温通经脉之功，能治肘臂寒痛。

【精准定位】在前臂，腕横纹上 5 寸，阳溪与曲池连线上。

【功能】理肠胃，清邪热。

【主治】头痛，肩背痛，肠鸣腹痛，癫、狂、痫。

【自我保健】指压按摩：用拇指指腹揉按温溜，每次 1~3 分钟，以局部酸胀为佳。灸法：艾条灸 5~10 分钟。

下廉 Xiàlián

【穴名来源】下，下方；廉，边缘。穴在前臂背面近桡侧缘，上廉穴之下方。

【精准定位】前臂，肘横纹下 4 寸，阳溪与曲池连线上。

【功能】调肠胃，清邪热，通经络。

【主治】腹痛，腹胀，吐泻，手肘肩无力，气喘，乳腺炎。

【自我保健】指压按摩：用拇指指腹揉按下廉，以局部酸胀感并向手臂及手指放散为佳。灸法：艾条灸 5~10 分钟。

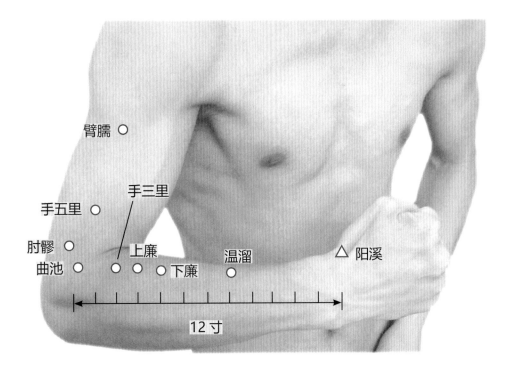

臂臑 ○

手五里 ○ 　　　手三里

肘髎 ○ 　　　上廉

曲池 ○ 　○ ○ ○ 下廉 　　温溜 　　　　　△ 阳溪

12 寸

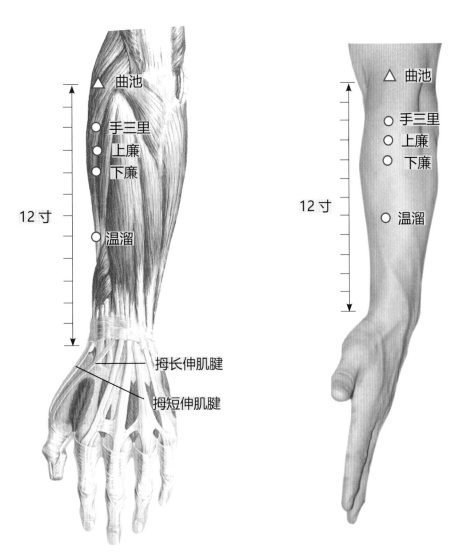

△ 曲池

手三里
上廉
下廉

12 寸

温溜

拇长伸肌腱

拇短伸肌腱

△ 曲池

○ 手三里
○ 上廉
○ 下廉

12 寸

○ 温溜

上廉 Shànglián

【穴名来源】上，上方；廉，边缘。穴在前臂背面近桡侧缘，下廉穴之上方。

【精准定位】前臂，肘横纹下 3 寸，阳溪与曲池连线上。

【功能】调肠腑，通经络。

【主治】腹痛，腹胀，吐泻，肠鸣。头痛，眩晕，手臂肩膊肿痛。

【自我保健】指压按摩：用拇指指腹揉按上廉，以局部酸胀并向下放散至手为佳。灸法：艾条灸 5~10 分钟。

手三里 Shǒusānlǐ

【穴名来源】手，上肢；三，第三；里，古代有以里为寸之说。穴在上肢，若直臂取穴，当肘尖下 3 寸。

【精准定位】前臂，肘横纹下 2 寸，阳溪与曲池连线上。

【功能】通经活络，清热明目，理气通腑。

【主治】腹痛，腹胀，呕吐，泄泻，齿痛，面颊肿痛，腰痛，肩臂痛。

【自我保健】指压按摩：用拇指指腹揉按手三里，以局部酸胀沉重并向手背部扩散为佳。灸法：艾条灸 10~20 分钟。

曲池 Qūchí （合穴）

【穴名来源】曲，弯曲；池，池塘，指体表凹陷。屈肘取穴、肘横纹桡侧端凹陷如池，穴在其中。

【精准定位】在肘区，尺泽与肱骨外上髁上连线的中点处。

【功能】清热祛风，调和营血，降逆活络。

【主治】咽喉肿痛，咳嗽，气喘。腹痛，齿痛，目赤痛，头痛，高血压。

【自我保健】指压按摩：用拇指指腹揉按或弹拨曲池，每次 1~3 分钟。灸法：艾条灸 5~20 分钟。

肘髎 Zhǒuliáo

【穴名来源】肘，肘部，骨隙。穴在肘部，靠近骨隙处。

【精准定位】在肘区，肱骨外上髁上缘，髁上嵴的前缘。

【功能】通经活络。

【主治】肩臂疼痛，上肢麻木，嗜睡。

【自我保健】指压按摩：用拇指指腹揉按肘髎，以局部酸胀，并向前臂或肘部放射为佳。灸法：艾条灸 5~20 分钟。

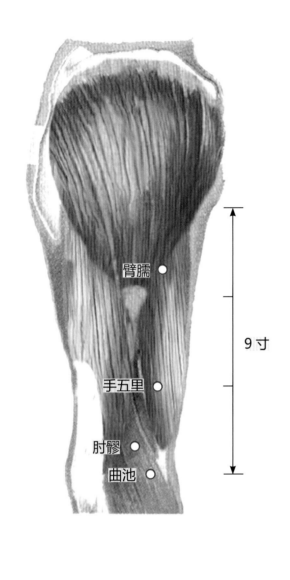

臂臑

手五里

9寸

肘髎

曲池

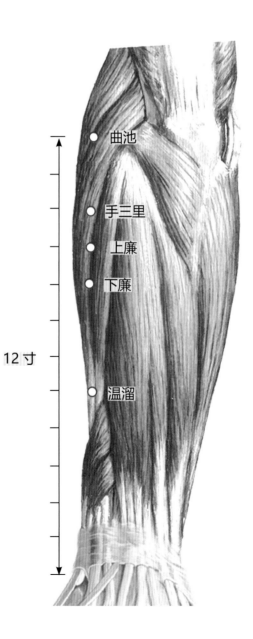

曲池

手三里

上廉

下廉

12寸

温溜

手五里 Shǒuwǔlǐ

【穴名来源】手，上肢；五，第五；里，古代有以里为寸之说。穴在上肢，当肘尖上3寸。

【定位】在臂部，肘横纹上3寸，曲池与肩连线上。

【功能】理气散结，通经活络。

【主治】胃痛，嗜睡，手臂痛，咳嗽，疟疾。

【刺灸法】指压按摩：用拇指指腹揉按，每次1~3分钟。灸法：艾条灸5~20分钟。

臂臑 Bìnào

【穴名来源】臂，通指上肢肘以上；臑，上臂肌肉隆起处。穴在上肢臂部肌肉隆起处。

【精准定位】在臂部，曲池上7寸，三角肌前缘处。

【功能】清热明目，祛风通络。

【主治】肩臂疼痛，肩周炎。

【自我保健】指压按摩：用指腹揉按，每次1~3分钟。灸法：艾条温灸10~20分钟。

肩髃 Jiānyú

【穴名来源】肩，肩部；髃，隔角。本穴因其置而得名。

【精准定位】在肩峰前下方，当肩峰与肱骨大结节之间凹陷处。

【功能】通利关节，疏散风热。

【主治】肩臂痛，半身不遂，乳腺炎。

【自我保健】指压按摩：用指腹按压肩髃或用手掌搓揉肩髃，酸胀感可以扩散至肩关节周围。灸法：艾条灸5~15分钟。

巨骨 Jùgǔ

【穴名来源】巨，巨大；骨，骨骼。古称锁骨为巨骨，该穴位靠近锁骨肩峰端。

【精准定位】在肩胛区，锁骨肩峰端与肩胛冈之间凹陷中。

【功能】通经活络。

【主治】肩臂痛，半身不遂，吐血，皮炎。

【自我保健】指压按摩：用指腹揉按，每次1~3分钟。灸法：艾条温灸10~20分钟。

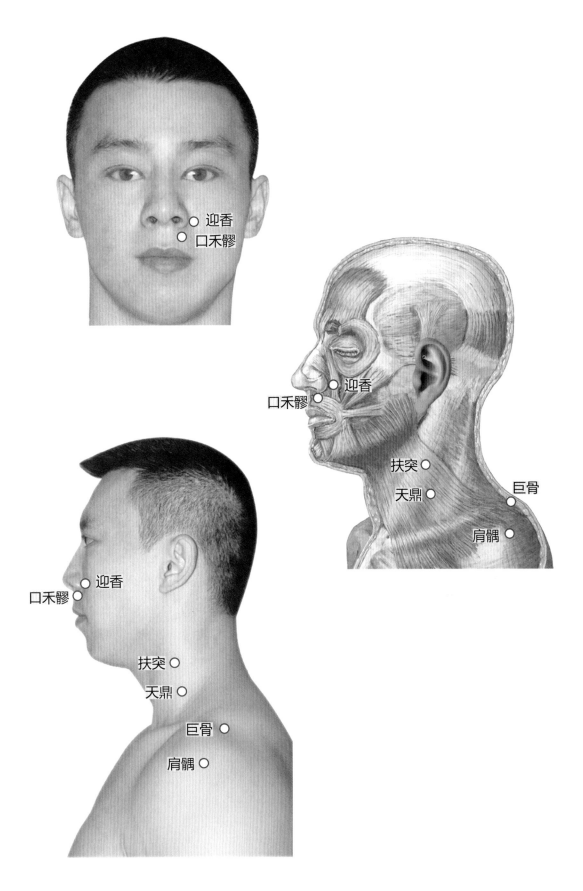

迎香

口禾髎

迎香

口禾髎

扶突

天鼎

巨骨

肩髃

迎香

口禾髎

扶突

天鼎

巨骨

肩髃

天鼎 Tiāndǐng

【穴名来源】天，天空；鼎，头形似鼎。穴在颈部，似鼎足之处。

【精准定位】在颈部，横平环状软骨，胸锁乳突肌后缘。

【功能】清咽，散结，理气，化痰。

【主治】咳嗽，气喘，咽喉肿痛，梅核气。

【自我保健】指压按摩：用指腹揉按，每次 1~3 分钟，以局部酸胀并向咽喉放散为佳。灸法：艾条灸 5~10 分钟。

扶突 Fútū

【穴名来源】扶，旁边；突，隆起，指结喉。穴在结喉旁。

【精准定位】在胸锁乳突区，横平喉结，当胸锁乳突肌的前、后缘中间。

【功能】清咽，散结，理气，化痰。

【主治】咳嗽，气喘，咽喉肿痛，呃逆。

【自我保健】指压按摩：用指腹揉按，每次 1~3 分钟，以局部酸胀，向咽喉部放散，出现发紧发胀之感为佳。灸法：艾条灸 5~10 分钟。

口禾髎 Kǒuhéliáo

【穴名来源】口，口部；髎，骨隙。穴在口旁骨隙中。

【精准定位】在面部，横平人中沟上 1/3 与下 2/3 交点，鼻孔外缘直下。

【功能】祛风开窍。

【主治】鼻塞流涕，流鼻血，面瘫，面肌痉挛，腮腺炎。

【自我保健】指压按摩：用指腹揉按，每次 1~3 分钟。灸法：艾条灸 5~10 分钟。

迎香 Yíngxiāng

【穴名来源】迎，迎接；香，香气。此穴在鼻旁，治鼻病，改善嗅觉，能迎接香气。

【精准定位】在面部，鼻翼外缘中点，鼻唇沟中。

【功能】通窍祛风，理气止痛。

【主治】鼻塞，不闻香臭，面瘫，面肌痉挛，面痒，便秘。

【自我保健】指压按摩：用指腹揉按，每次 1~3 分钟，局部酸胀感可扩散至鼻部，有时有眼泪流出。灸法：艾条灸 5~10 分钟。

第四章
足阳明胃经

经脉循行

　　足阳明胃经：从鼻旁开始（迎香），上行到鼻根中，旁边与足太阳经相交（会睛明），向下沿鼻外侧，进入上齿中，回出来环绕口唇，向下交会于颏唇沟，退回来沿下颌出面动脉部，再沿下颌角，上耳前，经颧弓上，沿发际至前额。

　　它的支脉：从大迎前向下，经颈动脉部，沿喉咙，进入缺盆，通过膈肌，属于胃，络于脾。

　　外行的主干：从缺盆向下，经乳中，向下夹脐两旁，进入气街（气冲穴）。

　　它的支脉：从胃口向下，沿着腹内，至腹股沟动脉部与前者会合。由此下行经髋关节前，到股四头肌隆起处，下向膝髌中，沿胫骨外侧，下行足背，进入中趾内侧趾缝，出次趾末端。

　　它的支脉：从膝下三寸处分出，向下进入中趾外侧趾缝，出中趾末端。

　　它的支脉：从足背部分出，进大趾趾缝，出大趾末端，接足太阴脾经。

主治病候

　　本经腧穴主治胃肠病，头面、五官病，神志病及经脉循行所经过部位的病症，如肠鸣腹泻，水肿，胃痛，咽喉肿痛，呕吐，口渴，消谷善饥，鼻衄，热病，癫狂痫以及本经所经过部位的疼痛等病症。

经穴歌诀

四十五穴足阳明，头维下关颊车停，承泣四白巨髎经，地仓大迎对人迎，
水突气舍连缺盆，气户库房屋翳屯，膺窗乳中延乳根，不容承满梁门起，
关门太乙滑肉门，天枢外陵大巨存，水道归来气冲次，髀关伏兔走阴市，
梁丘犊鼻足三里，上巨虚连条口位，下巨虚跳上丰隆，解溪冲阳陷谷中，
内庭厉兑经穴总（左右共九十穴）。

足阳明胃经图

承泣 Chéngqì

四白 Sìbái

巨髎 Jùliáo

地仓 Dìcāng

大迎 Dàyíng

颊车 Jiáchē

下关 Xiàguān

头维 Tóuwéi

人迎 Rényíng

水突 Shuǐtū

气舍 Qìshè

缺盆 Quēpén

气户 Qìhù

库房 Kùfáng

屋翳 Wūyì

膺窗 Yīngchuāng

乳中 Rǔzhōng

乳根 Rǔgēn

不容 Bùróng

承满 Chéngmǎn

梁门 Liángmén

关门 Guānmén

太乙 Tàiyǐ

滑肉门 Huáròumén

天枢 Tiānshū

外陵 Wàilíng

大巨 Dàjù

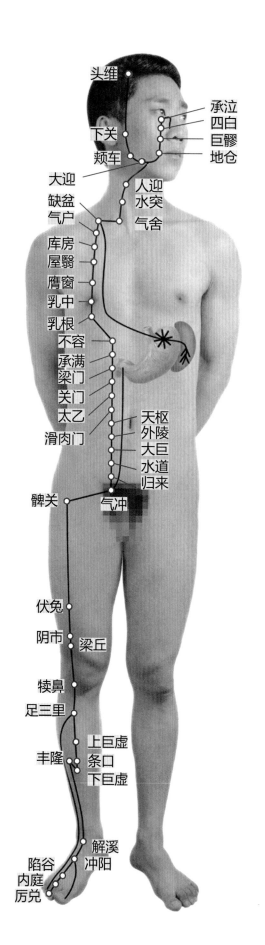

水道 Shuǐdào

归来 Guīlái

气冲 Qìchōng

髀关 Bìguān

伏兔 Fútù

阴市 Yīnshì

梁丘 liángqiū

犊鼻 Dúbí

足三里 Zúsānlǐ

上巨虚 Shàngjùxū

条口 Tiáokǒu

下巨虚 Xiàjùxū

丰隆 Fēnglóng

解溪 Jiěxī

冲阳 Chōngyáng

陷谷 Xiàngǔ

内庭 Nèitíng

厉兑 Lìduì

承泣 Chéngqì

【穴名来源】承，承受，泣，泪水。穴在目下，如承受泪水之部位。

【精准定位】面部，眼球与眶下缘之间，瞳孔直下。

【功能】散风清热，明目止泪。

【主治】目赤肿痛，迎风流泪，口眼歪斜。

【自我保健】指压按摩：用食指腹揉按，每次 1~3 分钟。灸法：艾条温和灸 5~10 分钟。

四白 Sìbái

【穴名来源】四，四方；白，光明。穴在目下，能治眼病，改善视觉以明见四方。

【精准定位】面部，眶下孔处。

【功能】祛风明目，通经活络。

【主治】目赤痛痒，迎风流泪，口眼歪斜。

【自我保健】指压按摩：用食指腹揉按，每次 1~3 分钟，以局部酸胀为最佳。灸法：艾条温和灸 5~10 分钟。

巨髎 Jùliáo

【穴名来源】巨，巨大；髎，骨隙。穴在上颌与颧骨交界处的巨大缝隙处。

【精准定位】面部，横平鼻翼下缘，瞳孔直下。

【功能】清热息风，明目退翳。

【主治】口眼歪斜，牙痛，唇颊肿。

【自我保健】指压按摩：用食指腹揉按巨髎，每次 1~3 分钟。灸法：艾条灸 5~10 分钟。

地仓 Dìcāng

【穴名来源】地，土地；仓，粮仓。土生五谷，谷从口入，如进粮仓。

【精准定位】面部，当口角旁开 0.4 寸（指寸）。

【功能】祛风止痛，舒筋活络。

【主治】口角歪斜，流涎，牙痛，面颊肿。

【自我保健】指压按摩：经常用指腹稍用力按压两侧地仓。灸法：艾条灸 5~10 分钟。

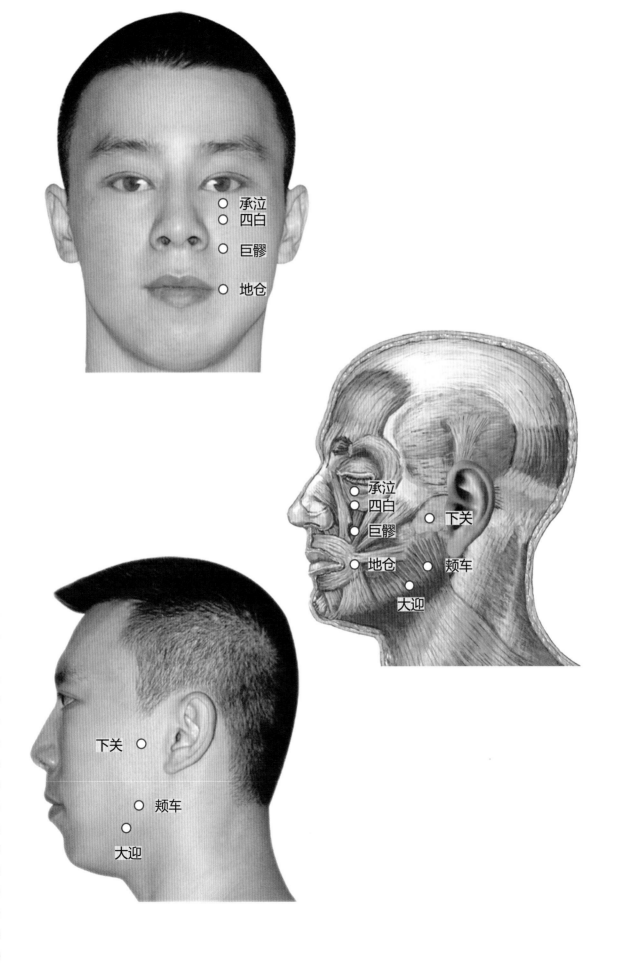

承泣
四白
巨髎
地仓

承泣
四白
巨髎
地仓
下关
颊车
大迎

下关
颊车
大迎

大迎 Dàyíng

【穴名来源】大,大小之大;迎,迎接。穴在大迎脉(面动脉)搏动处,故称大迎。

【精准定位】面部,下颌角前方,咬肌附着部的前缘凹陷中,面动脉搏动处。

【功能】祛风通络,消肿止痛。

【主治】口角歪斜,牙痛,颈痛。

【自我保健】指压按摩:用食指腹揉按大迎。灸法:艾条灸10~20分钟。

颊车 Jiáchē

【穴名来源】颊,颊部;车,车辆,指牙车,即下颌骨。穴在颊部,近下颌角。

【精准定位】面部,下颌角前上方一横指(中指)。

【功能】祛风清热,开关通络。

【主治】口眼歪斜,颊肿,齿痛,颈椎病。

【自我保健】指压按摩:经常用手轻轻拍打两侧颊车。灸法:艾条灸10~20分钟。

下关 Xiàguān

【穴名来源】下,下方;关,关界。在此指颧骨弓,穴在其下缘。

【精准定位】面部,颧弓下缘中央与下颌切迹之间凹陷处。

【功能】消肿止痛、益气聪耳、通关利窍。

【主治】牙齿痛,耳聋,耳鸣,眩晕,中耳炎,聋哑。

【自我保健】指压按摩:用食指指腹揉按下关,每次1~3分钟。灸法:艾条灸10~20分钟。

头维 Tóuwéi

【穴名来源】头,头部;维,隅角。穴在头之额角部位。

【精准定位】头部,额角发际直上0.5寸,头正中线旁开4.5寸处。

【功能】清头明目,止痛镇痉。

【主治】偏正头痛,目痛,迎风流泪,视物不明,呕吐,心胸烦满。

【自我保健】指压按摩:用食指指腹揉按头维,每次1~3分钟。灸法:艾条灸5~10分钟。

人迎 Rényíng

【穴名来源】人，人类；迎，迎接。穴在人迎脉（颈总动脉）旁，故名。

【精准定位】颈部，横平喉结，胸锁乳突肌前缘，颈总动脉搏动处。

【功能】利咽散结，理气降逆。

【主治】咽喉肿痛，食欲不振，头痛，眩晕。

【自我保健】指压按摩：经常用拇指指腹按压人迎，每次 1~3 分钟。灸法：艾条灸 5~10 分钟。

水突 Shuǐtū

【穴名来源】水，水谷；突，穿过。穴在颈部喉结外下方，邻近食管。

【精准定位】颈部，横平环状软骨，胸锁乳突肌的前缘。

【功能】清热利咽，降逆平喘。

【主治】咳嗽，咽喉肿痛，呕吐，饮食难下。

【自我保健】指压按摩：经常用拇指指腹按压水突，每次 1~3 分钟。灸法：艾条灸 5~10 分钟。

气舍 Qìshè

【穴名来源】气，空气，指肺胃之气；舍，宅舍。穴在气管旁，犹如气之宅舍。

【精准定位】胸锁乳突肌区，锁骨上小窝，锁骨胸骨端上缘，胸锁乳突肌的胸骨头与锁骨头中间的凹陷中。

【功能】清咽利肺，理气散结。

【主治】咳嗽，咽喉肿痛，颈部强痛，吐逆，饮食难下。

【自我保健】指压按摩：经常用拇指指腹按压气舍，每次 1~3 分钟。灸法：艾条灸 5~10 分钟。

缺盆 Quēpén

【穴名来源】缺，凹陷；盆，器物名称。缺盆，指锁骨上窝，穴在其中，故名。

【精准定位】颈外侧区，锁骨上大窝，锁骨上缘凹陷中，前正中线旁开 4 寸。

【功能】宽胸利膈，止咳平喘。

【主治】咳嗽，气喘，咽喉肿痛，肩痛。上肢麻痹，腰痛。

【自我保健】指压按摩:用拇指指腹按压缺盆,以局部酸胀,并向上臂放散为佳。灸法：艾条灸 5~10 分钟。

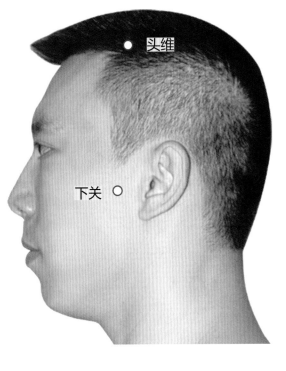

头维

下关

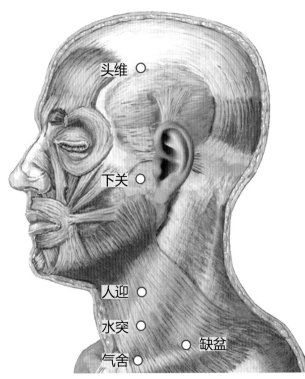

头维

下关

人迎

水突

缺盆

气舍

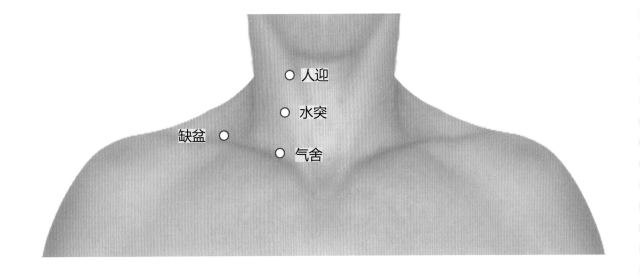

人迎

水突

缺盆

气舍

气户 Qìhù

【穴名来源】气，空气。指肺胃之气；户，门户。穴在胸上部，故喻为气出之门户。

【精准定位】胸部，锁骨下缘，前正中线旁开4寸。

【功能】理气宽胸，止咳平喘。

【主治】胸背痛，咳嗽，呃逆。

【自我保健】指压按摩：用拇指指腹轻轻按压气户，每次1~3分钟。灸法：艾条灸5~10分钟。

库房 Kùfáng

【穴名来源】库，库府；房，房屋。本穴治症多关肺脏，犹肺之储藏室也。

【精准定位】胸部，第1肋间隙，前正中线旁开4寸。

【功能】理气宽胸，清热化痰。

【主治】胸胁胀痛，咳嗽喘息。

【自我保健】指压按摩：用拇指指腹按压库房，每次1~3分钟。灸法：艾条灸5~10分钟。

屋翳 Wūyì

【穴名来源】屋，房室；翳，隐蔽。穴当胸之中部，呼吸之气至此如达深室隐蔽。

【精准定位】胸部，第2肋间隙，前正中线旁开4寸。

【功能】止咳化痰，消痈止痒。

【主治】咳嗽，气喘，乳腺炎。

【自我保健】指压按摩：用拇指指腹按压屋翳，每次1~3分钟。灸法：艾条灸5~10分钟。

膺窗 Yīngchuāng

【穴名来源】膺，胸膺；窗，窗户。穴在胸膺部，可疏泄胸中郁气，犹如胸室之窗。

【精准定位】在胸部，第3肋间隙，前正中线旁开4寸。

【功能】止咳宁嗽，消肿清热。

【主治】咳嗽，气喘，乳腺炎。

【自我保健】指压按摩：用拇指指腹按压膺窗，每次1~3分钟。灸法：艾条灸5~10分钟。

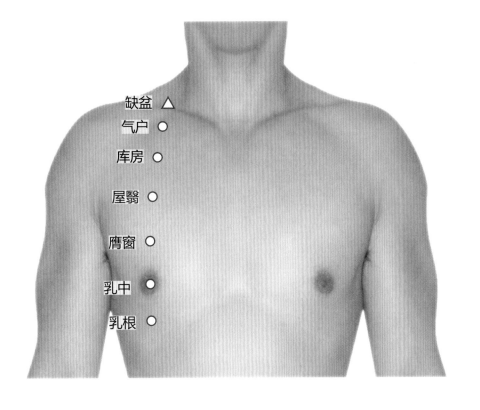

缺盆 △
气户 ○
库房 ○
屋翳 ○
膺窗 ○
乳中 ○
乳根 ○

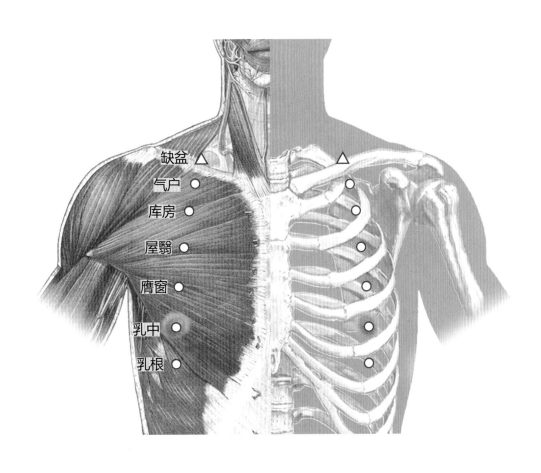

缺盆 △
气户 ○
库房 ○
屋翳 ○
膺窗 ○
乳中 ○
乳根 ○

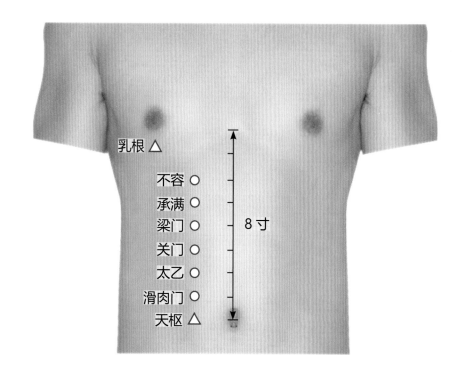

乳根 △
不容 ○
承满 ○
梁门 ○
关门 ○
太乙 ○
滑肉门 ○
天枢 △
8寸

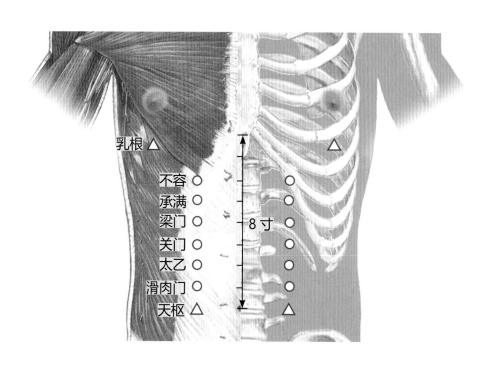

乳根 △ △
不容 ○ ○
承满 ○ ○
梁门 ○ ○
关门 ○ ○
太乙 ○ ○
滑肉门 ○ ○
天枢 △ △
8寸

乳中 Rǔzhōng

【穴名来源】乳，乳头；中，正中。穴在乳头正中。

【精准定位】胸部，乳头中央。

【备注】此穴为胸部取穴标志，不用于治疗。

乳根 Rǔgēn

【穴名来源】乳，乳房；根，根部。穴在乳房根部。

【精准定位】胸部，第 5 肋间隙，前正中线旁开 4 寸。

【功能】通乳化瘀，宣肺利气。

【主治】胸痛，胸闷，咳喘。乳汁不足，乳腺炎。

【自我保健】指压按摩：从乳根向乳中推揉，每次 1~3 分钟。灸法：艾条灸 10~20 分钟。

不容 Bùróng

【穴名来源】不，不可；容，容纳。穴在上腹部，意指胃纳水谷达此高度，则不可再纳。

【精准定位】上腹部，脐中上 6 寸，前正中线旁开 2 寸。

【功能】调中和胃，理气止痛。

【主治】腹胀，胃痛，呕吐，食欲不振。

【自我保健】指压按摩：用拇指按揉不容，每次 3~5 分钟。灸法：艾条灸 5~10 分钟。

承满 Chéngmǎn

【穴名来源】承，承受；满，充满。穴在上腹部，意指胃纳水谷达此高度，已经充满。

【精准定位】上腹部，脐中上 5 寸，前正中线旁开 2 寸。

【功能】理气和胃，降逆止呕。

【主治】胃痛，呕吐，腹胀，肠鸣，食欲不振。

【自我保健】指压按摩：用拇指或掌根按揉承满，每次 1~3 分钟。灸法：艾条灸 5~10 分钟。

梁门 Liángmén

【穴名来源】梁，指谷粮；门，门户。穴在上腹部，意为饮食入胃之门户。

【精准定位】上腹部，脐中上 4 寸，前正中线旁开 2 寸。

【功能】和胃理气，健脾调中。

【主治】胃痛，呕吐，腹胀，肠鸣，食欲不振，呕血等。

【自我保健】指压按摩：用拇指或掌根按揉梁门，每次 1~3 分钟。灸法：艾条灸 5~10 分钟。

关门 Guānmén

【穴名来源】关，关隘；门，门户。穴在胃脘下部，约当胃肠交界之关门，有开有闭，如同门户。

【精准定位】上腹部，脐中上 3 寸，前正中线旁开 2 寸。

【功能】调理肠胃，利水消肿。

【主治】胃痛，呕吐，腹胀，肠鸣，食欲不振。

【自我保健】指压按摩：用拇指或掌根按揉关门，每次 1~3 分钟，以局部感觉沉重发胀为佳。灸法：艾条灸 5~10 分钟。

太乙 Tàiyǐ

【穴名来源】太，甚大；乙，天干之一。古以中央为太乙，即《河图》里的中宫。脾土居中，喻腹中央为太乙。穴在胃脘下部，约当腹中央。

【精准定位】上腹部，脐中上 2 寸，前正中线旁开 2 寸。

【功能】涤痰开窍、镇惊安神、健脾益气、和胃消食。

【主治】胃痛，呕吐，腹胀，肠鸣，食欲不振。

【自我保健】指压按摩：用拇指或掌根按揉太乙，每次 1~3 分钟，灸法：艾炷灸 3~5 壮，艾条灸 5~10 分钟。

滑肉门 Huáròumén

【穴名来源】滑，美好；肉，肌肉；门，门户。滑肉，为初步消化后的精细食物。穴平脐上 1 寸食物至此已分别清浊，犹如精细食物通过之门户。

【精准定位】上腹部，脐中上 1 寸，前正中线旁开 2 寸。

【功能】涤痰开窍、镇惊安神、理气和胃、降逆止呕。

【主治】胃痛，呕吐，腹胀，肠鸣，食欲不振。

【自我保健】指压按摩：用掌根推揉滑肉门，每次 1~3 分钟。灸法：艾条灸 5~10 分钟。

天枢 Tiānshū（大肠募穴）

【穴名来源】天，天空；枢，枢纽。脐上为天属阳，脐下为地属阴。穴位平脐，如天地间之枢纽。

【精准定位】腹部，横平脐中，前正中线旁开 2 寸。

【功能】调中和胃，理气健脾。

【主治】呕吐，食欲不振，便秘，痛经，癫痫，头痛，眩晕，荨麻疹，腰痛。

【自我保健】指压按摩：用掌根推揉天枢，每次 1~3 分钟。灸法：艾条灸 15~30 分钟。

外陵 Wàilíng

【穴名来源】外，内外之外；陵，山陵。穴位局部隆起如同山陵。

【精准定位】下腹部，脐中下 1 寸，前正中线旁开 2 寸。

【功能】和胃化湿，理气止痛。

【主治】胃脘痛，腹痛，腹胀，疝气，痛经。

【自我保健】指压按摩：经常按揉外陵，以局部酸胀为佳。灸法：艾条灸 5~10 分钟。

大巨 Dàjù

【穴名来源】大，大小之大；巨，巨大。穴在腹壁最大隆起的部位。

【精准定位】下腹部，脐中下 2 寸，前正中线旁开 2 寸。

【功能】调肠胃，固肾气。

【主治】便秘，腹痛，遗精，早泄，阳痿，疝气，小便不利。

【自我保健】指压按摩：经常按揉大巨，以局部酸胀为佳。灸法：艾条灸 10~20 分钟。

水道 Shuǐdào

【穴名来源】水，水液；道，道路。穴位深部相当于小肠，并靠近膀胱，属下焦，为水道之所出，故能治各种水肿病。

【精准定位】下腹部，脐中下 3 寸，前正中线旁开 2 寸。

【功能】利水消肿，调经止痛。

【主治】便秘，腹痛，小腹胀痛，痛经，小便不利。

【刺灸法】指压按摩：经常按揉水道，以局部酸胀并向阴部放散为佳。灸法：艾条灸 5~10 分钟。

归来 Guīlái

【穴名来源】归，回归；来，到来。本穴能治子宫脱垂、疝气等，有归复还纳之功。

【精准定位】下腹部，脐中下 4 寸，前下中线旁开 2 寸。

【功能】活血化瘀，调经止痛。

【主治】腹痛，阴睾上缩入腹，疝气，闭经，白带。

【自我保健】指压按摩：坚持按揉归来，以下腹有酸胀感为佳。灸法：艾炷灸 5~10 壮，艾条灸 10~20 分钟。

气冲 Qìchōng

【穴名来源】气，指经气；冲，冲要。穴在气街部位，为经气流注之冲要。

【精准定位】腹股沟区，耻骨联合上缘，前正中线旁开 2 寸，动脉搏动处。

【功能】调经血，舒宗筋，理气止痛。

【主治】阳痿，疝气，不孕，腹痛，月经不调。

【自我保健】指压按摩：坚持用指腹按压气冲，以局部酸胀并向生殖器扩散为佳。灸法：艾条灸 10~20 分钟。

髀关 Bìguān

【穴名来源】髀，大腿；关，关节，指髋关节。穴在大腿髋关节前下。

【精准定位】股前区，股直肌近端、缝匠肌与阔筋膜张肌 3 条肌肉之间凹陷中。

【功能】强腰膝，通经络。

【主治】腰膝疼痛，下肢酸软麻木。

【自我保健】指压按摩：经常按揉髀关，以局部出现酸胀感为佳。灸法：艾条灸 10~20 分钟。

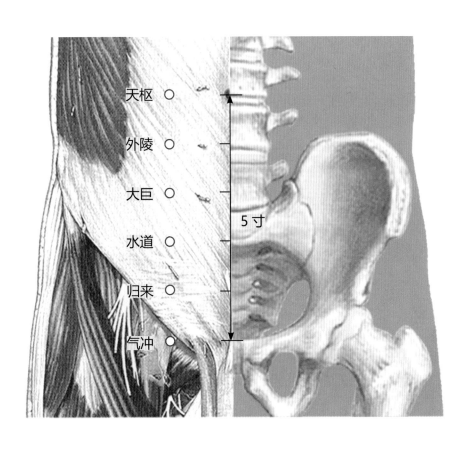

天枢 ○

外陵 ○

大巨 ○

水道 ○

归来 ○

气冲 ○

5寸

天枢 ○

外陵 ○

大巨 ○

水道 ○

归来 ○

气冲 ○

5寸

伏兔 Fútù

【穴名来源】伏,俯伏;兔,兔子。穴位局部肌肉隆起,形如伏卧之兔。

【精准定位】股前区,髌底上6寸,髂前上棘与髌底外侧端的连线上。

【功能】散寒化湿,疏通经络。

【主治】腰膝疼痛,下肢酸软麻木,足麻不仁。

【自我保健】指压按摩:坚持用指腹按压伏兔,以局部酸胀为佳。灸法:艾条灸10~20分钟。

阴市 Yīnshì

【穴名来源】阴,阴阳之阴。指寒证;市,集市,集聚之意。穴能疏散膝部寒邪。

【精准定位】股前区,髌底上3寸,股直肌肌腱外侧缘。

【功能】温经散寒,理气止痛。

【主治】腿膝冷痛,麻痹,下肢不遂。

【自我保健】指压按摩:用拇指指腹轻轻按揉阴市,以局部酸胀感为佳。灸法:艾条灸10~20分钟。

梁丘 liángqiū（郄穴）

【穴名来源】梁,山梁;丘,丘陵。局部隆起形如山梁、丘陵,穴当其处。

【精准定位】股前区,髌底上2寸,股外侧肌与股直肌肌腱之间。

【功能】理气和胃,通经活络。

【主治】胃痛,泄泻,膝脚腰痛。

【自我保健】指压按摩:用拇指指腹按揉梁丘,以局部出现酸胀感为佳。灸法:艾条灸10~20分钟。

犊鼻 Dúbí

【穴名来源】犊,小牛;鼻,鼻子。髌骨与髌韧带两侧凹陷形似牛犊鼻孔,其外侧称犊鼻,内侧称内膝眼。

【精准定位】在膝前区,髌韧带外侧凹陷中。

【功能】通经活络,消肿止痛。

【主治】膝部痛,腰痛,冷痹不仁。

【自我保健】指压按摩:用拇指指腹按揉犊鼻,以膝关节出现酸胀沉重为佳。灸法:艾条灸10~20分钟。

髀关

伏兔

阴市
梁丘

犊鼻

足三里

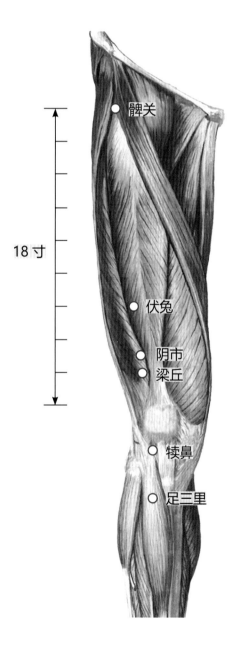

髀关

18寸

伏兔

阴市
梁丘

犊鼻

足三里

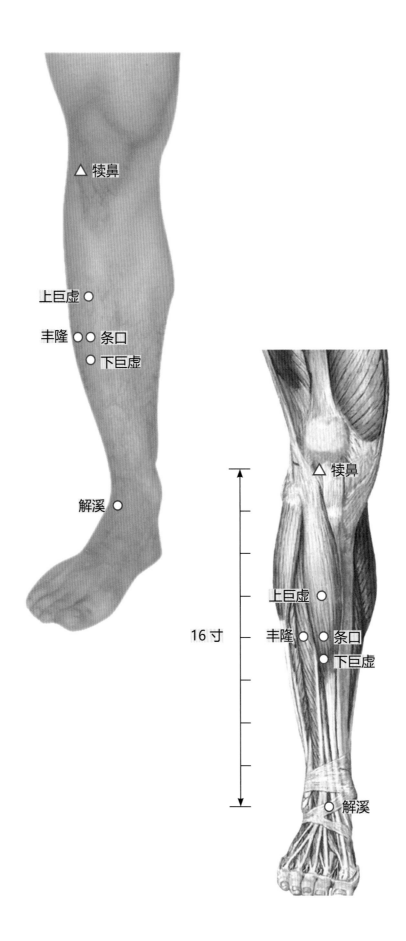

△ 犊鼻

上巨虚 ○

丰隆 ○○ 条口
　　　　○ 下巨虚

解溪 ○

16寸

△ 犊鼻

上巨虚 ○

丰隆 ○ ○ 条口
　　　　○ 下巨虚

○ 解溪

足三里 Zúsānlǐ（合穴、胃下合穴）

【穴名来源】足，下肢；三，第三；里，古代有以里为寸之说。穴在下肢，位于膝下 3 寸。

【精准定位】小腿前外侧，犊鼻下 3 寸，犊鼻与解溪连线上。

【功能】健脾和胃，扶正培元，通经活络，升降气机。

【主治】胃痛，呕吐，腹胀，肠鸣，消化不良，便秘，痢疾，心悸气短，乳腺炎，头晕，耳鸣，眼目诸疾。

【自我保健】指压按摩：用大拇指指腹按揉足三里，每次 5~10 分钟。灸法：艾条灸 10~20 分钟。

上巨虚 Shàngjùxū（大肠下合穴）

【穴名来源】上，上方；巨，巨大；虚，中空。胫、腓骨之间形成较大间隙，即中空。穴在此空隙之上方。

【精准定位】小腿外侧，当犊鼻下 6 寸，距胫骨前缘一横指（中指）。

【功能】调和肠胃，通经活络。

【主治】泄泻，便秘，腹胀，肠鸣，肠痛。

【自我保健】指压按摩：用大拇指指腹按揉上巨虚，每次 1~3 分钟。灸法：艾条灸 10~20 分钟。

条口 Tiáokǒu

【穴名来源】条，长条；口，空隙。此穴位于胫、腓骨之间的长条空隙之中。

【精准定位】小腿外侧，犊鼻下 8 寸，犊鼻与解溪连线上。

【功能】舒筋活络，理气和中。

【主治】脘腹疼痛，痢疾，泄泻，便秘，腹胀，小腿冷痛，肩背痛。

【自我保健】指压按摩：用拇指指腹按揉条口，每次 1~3 分钟。灸法：艾条温灸 5~20 分钟。

下巨虚 Xiàjùxū（小肠下合穴）

【穴名来源】下，下方；巨，巨大；虚，中空。胫、腓骨间形成较大间隙，即中空。穴在此空隙之下方。

【精准定位】小腿外侧，犊鼻下 9 寸，犊鼻与解溪连线上。

【功能】调肠胃，通经络，安神志。

【主治】肠鸣腹痛，腰膝酸痛，乳腺炎。

【自我保健】指压按摩：用大拇指指腹按揉下巨虚，至局部酸胀。灸法：艾条灸 10~20 分钟。

丰隆 Fēnglóng （络穴）

【穴名来源】丰，丰满；隆，隆盛。胃经谷气隆盛，至此处丰满溢出于大络。

【精准定位】小腿外侧，外踝尖上 8 寸，胫骨前肌的外缘。

【功能】健脾化痰，和胃降逆，通便，开窍。

【主治】胃痛，癫狂，梅核气，哮喘。

【自我保健】指压按摩：经常用大拇指指腹按压丰隆，每次 3~5 分钟。灸法：艾条灸 10~20 分钟。

解溪 Jiěxī （经穴）

【穴名来源】解，分解，指踝关节；溪，沟溪，指体表较小凹陷。穴在踝关节前中央凹陷中。

【精准定位】踝区，踝关节前面中央凹陷中，拇长伸肌腱与趾长伸肌腱之间。

【功能】舒筋活络，清胃化痰，镇惊安神。

【主治】头面浮肿，头痛，眩晕，便秘，下肢痿痹。

【自我保健】指压按摩：用大拇指指腹按揉解溪，至局部酸胀。灸法：艾条灸 5~10 分钟。

冲阳 Chōngyáng （原穴）

【穴名来源】冲，冲要；阳，阴阳之阳。穴在足背冲阳脉（足背动脉）之处。

【精准定位】足背，第 2 跖骨基底部与中间楔状骨关节处，可触及足背动脉。

【功能】和胃化痰，通络宁神。

【主治】头重头痛，口眼歪斜，压痛，牙痛，足背红肿。

【自我保健】指压按摩：经常用拇指指腹用力按压冲阳，每次 3~5 分钟。灸法：艾条灸 5~10 分钟。

陷谷 Xiàngǔ （输穴）

【穴名来源】陷，凹陷；谷，山谷，指体表较大凹陷。穴在第 2 跖骨间隙凹陷中。

【精准定位】在足背，第 2、3 跖骨间，第 2 跖趾关节近端凹陷中。

【功能】清热解表，和胃行水，理气止痛。

【主治】肠鸣腹痛，面目浮肿，水肿，足背肿痛。

【自我保健】指压按摩：每天坚持用指腹按压陷谷，每次 3~5 分钟。灸法：艾条灸 5~10 分钟。

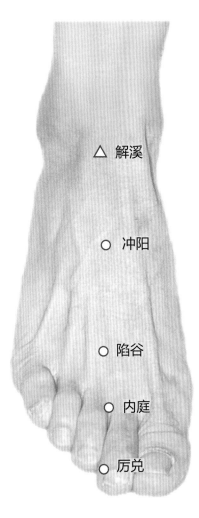

△ 解溪

○ 冲阳

○ 陷谷

○ 内庭

○ 厉兑

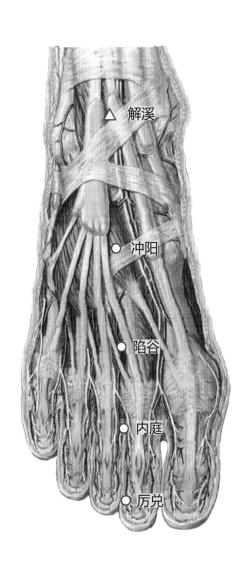

△ 解溪

○ 冲阳

○ 陷谷

○ 内庭

○ 厉兑

内庭 Nèitíng （荥穴）

【穴名来源】内，里边；庭，庭院。本穴在厉兑之里，犹如门内的庭院。

【精准定位】在足背，第2、3趾间，趾蹼缘后方赤白肉际处。

【功能】清胃泻火，理气止痛。

【主治】腹痛，腹胀，泄泻，牙痛，失眠多梦，足背肿痛。

【自我保健】指压按摩：经常用拇指指腹用力压按内庭，每次1~3分钟。灸法：艾条灸5~10分钟。

厉兑 Lìduì （井穴）

【穴名来源】厉，指胃；兑，代表门。本穴在趾端，如胃经之门户。

【精准定位】在足趾，第2趾末节外侧，趾甲根角侧后方0.1寸（指寸）。

【功能】清热和胃，苏厥醒神，通经活络。

【主治】口眼歪斜，齿痛，鼻流黄涕，神经衰弱，消化不良，足痛。

【自我保健】指压按摩：用拇指指腹按压厉兑，每次1~3分钟。灸法：艾条灸5~10分钟。

5 第五章 足太阴脾经

经脉循行

　　足太阴脾经：从足大趾末端开始（隐白），沿足内侧赤白肉际上行，经内踝前边，上小腿内侧，沿胫骨后缘，交出足厥阴肝经之前，上膝股内侧前边，进入腹部，属于脾，络于胃，向上通过膈肌，夹食管旁，连舌根，散布舌下。

　　它的支脉：从胃部分出，向上过膈肌，流注心中，接手少阴心经。

主治病候

　　本经腧穴主治脾胃病、妇科病、前阴病及经脉循行位置的病症。如胃脘痛、食欲不振，呕吐嗳气，腹胀便溏，黄疸，身重无力，舌根强痛，下肢内侧肿胀，厥冷等病症。

经穴歌诀

　　　　二十一穴脾中州，隐白在足大趾头，
　　　　大都太白公孙盛，商丘三阴交可求，
　　　　漏谷地机阴陵泉，血海箕门冲门开，
　　　　府舍腹结大横排，腹哀食窦连天溪，
　　　　胸乡周荣大包随。（左右共四十二穴）

足太阴脾经图

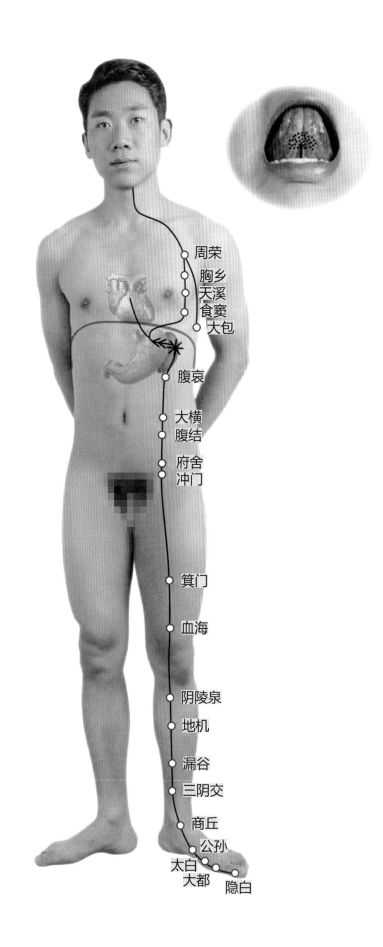

隐白 Yǐnbái
大都 Dàdū
太白 Tàibái
公孙 Gōngsūn
商丘 Shāngqiū
三阴交 Sānyīnjiāo
漏谷 Lòugǔ
地机 Dìjī
阴陵泉 Yīnlíngquán
血海 Xuèhǎi
箕门 Jīmén
冲门 Chōngmén
府舍 Fǔshè
腹结 Fùjié
大横 Dàhéng
腹哀 Fù'āi
食窦 Shídòu
天溪 Tiānxī
胸乡 Xiōngxiāng
周荣 Zhōuróng
大包 Dàbāo

隐白 Yǐnbái （井穴）

【穴名来源】隐，隐蔽；白，白色。穴居隐蔽之处，其处色白。

【精准定位】足趾，大趾末节内侧，趾甲根角侧后方 0.1 寸（指寸）。

【功能】调经统血，健脾回阳。

【主治】月经过多，腹胀，多梦，癫狂。

【自我保健】指压按摩：经常用指甲掐按隐白，每次 1~3 分钟。灸法：艾条灸 5~10 分钟。

大都 Dàdū （荥穴）

【穴名来源】大，巨大；都，集聚。穴在大趾起始部，为经气所聚之处。

【精准定位】足趾，第 1 跖趾关节远端赤白肉际凹陷中。

【功能】泄热止痛，健脾和中。

【主治】腹胀，腹痛，胃痛，便秘，小儿惊厥。

【自我保健】指压按摩：经常用指甲掐按大都，至局部酸胀。灸法：艾条灸 5~10 分钟。

太白 Tàibái （输穴、原穴）

【穴名来源】太，甚大；白，白色。穴在大趾赤白肉际上，望其色而名之太白。

【精准定位】跖区，第 1 跖趾关节近端赤白肉际凹陷中。

【功能】健脾和胃，清热化湿。

【主治】胃痛，腹胀，腹痛，泄泻，便秘，足痛。

【自我保健】指压按摩：经常用指甲掐按太白，至局部酸胀。灸法：艾条灸 5~10 分钟。

公孙 Gōngsūn （络穴、八脉交会穴通冲脉）

【穴名来源】公，通"祖"，有本源之意；孙，子嗣。脾经之络脉是从此通向胃经的。

【精准定位】跖区，当第 1 跖骨底的前下缘赤白肉际处。

【功能】健脾胃，调冲任。

【主治】腹痛，胃痛，泄泻，痢疾，痛经，失眠。

【自我保健】指压按摩：经常用指甲掐按公孙，至局部酸胀。灸法：艾条灸 10~20 分钟。

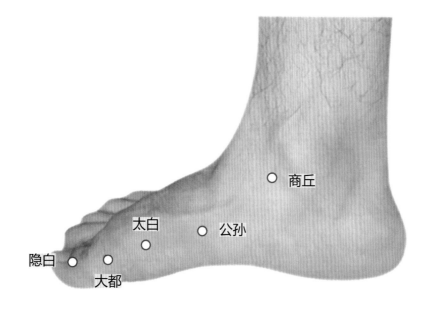

商丘
太白 公孙
隐白
大都

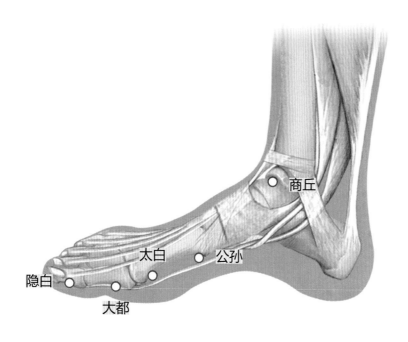

商丘
太白 公孙
隐白
大都

商丘 Shāngqiū（经穴）

【穴名来源】商，五音之一，属金；丘，丘陵。此系脾经经穴，属金，内踝隆起如丘，穴在前下，故名。

【精准定位】踝区，内踝前下方，舟骨粗隆与内踝尖连线中点凹陷中。

【功能】健脾化湿，通调肠胃。

【主治】呕吐，泄泻，便秘，小儿惊风，足踝痛。乳腺炎。

【自我保健】指压按摩：经常用指甲掐按商丘，至局部酸胀。灸法：艾条灸10~20分钟。

三阴交 Sānyīnjiāo

【穴名来源】三阴，指足三阴经；交，交会。此系脾、肝、肾三阴经之交会穴。

【精准定位】小腿内侧，内踝尖上3寸，胫骨内侧缘后际。

【功能】健脾胃，益肝肾，调经带。

【主治】脾胃虚弱，腹痛，胃痛，水肿，男科疾病，妇科疾病。

【自我保健】指压按摩：经常用指腹揉按三阴交，每次5~10分钟。灸法：艾条灸10~20分钟。

漏谷 Lòugǔ

【穴名来源】漏，穴窍；谷，山谷。穴居胫骨后缘山谷样凹陷中。

【精准定位】小腿内侧，内踝尖上6寸，胫骨内侧缘后际。

【功能】健脾和胃，利尿除湿。

【主治】脾胃虚弱，消化不良，阳痿，下肢神经痛或瘫痪。

【自我保健】指压按摩：用指腹揉按漏谷，每次1~3分钟。灸法：艾条灸5~10分钟。

地机 Dìjī（郄穴）

【穴名来源】地，土地，指下肢；机，机要；穴在下肢，局部肌肉最为丰满，是小腿运动的机要部位。

【精准定位】小腿内侧，阴陵泉下 3 寸，胫骨内侧缘后际。

【功能】健脾渗湿，调经止带。

【主治】食欲不振，胃痉挛，月经不调，腰痛，腿麻。

【自我保健】指压按摩：用指腹揉按地机，每次 1~3 分钟。灸法：艾条灸 5~10 分钟。

阴陵泉 Yīnlíngquán （合穴）

【穴名来源】阴，阴阳之阴；陵，山陵；泉，水泉。内为阴，穴在胫骨内上髁根部下缘凹陷中，如在山陵下之水泉。

【精准定位】小腿内侧，胫骨内侧髁下缘与胫骨内侧缘之间的凹陷中。

【功能】清利湿热，健脾理气，益肾调经，通经活络。

【主治】腹泻，水肿，痛经，膝痛。

【自我保健】指压按摩：用指腹揉按阴陵泉，每次 1~3 分钟。灸法：艾条灸 5~10 分钟。

血海 Xuèhǎi

【穴名来源】血，气血的血；海，海洋。本穴能治各种血症，如聚溢血重归于海。

【精准定位】股前区，髌底内侧端上 2 寸，股内侧肌隆起处。

【功能】调经统血，健脾化湿。

【主治】腹痛，腹胀，月经过多，湿疹。

【自我保健】指压按摩：经常用指甲掐按血海，至局部酸胀感向膝关节放散。灸法：艾条灸 10~20 分钟。

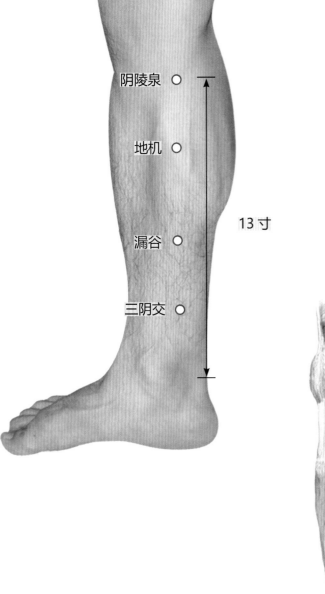

阴陵泉 ○

地机 ○

13寸

漏谷 ○

三阴交 ○

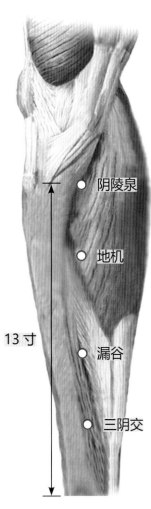

○ 阴陵泉

○ 地机

13寸

○ 漏谷

○ 三阴交

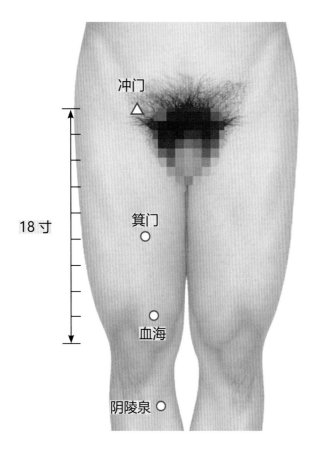

冲门 △

18寸

箕门 ○

血海 ○

阴陵泉 ○

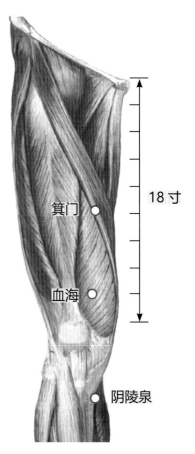

18寸

箕门 ●

血海 ●

阴陵泉 ●

箕门 Jīmén

【穴名来源】箕，簸箕；门，门户。两腿张开席地而坐，其形如箕。穴在大腿内侧，左右对称，恰似箕之门户。

【精准定位】股前区，髌底内侧端与冲门的连线上 1/3 与 2/3 交点，长收肌和缝匠肌交界的动脉搏动处。

【功能】健脾渗湿，通利下焦。

【主治】小便不通，遗尿，下肢麻木。

【自我保健】指压按摩：用指甲向下掐按箕门，至局部酸胀，每次 1~3 分钟。灸法：艾条灸 5~10 分钟。

冲门 Chōngmén

【穴名来源】冲，要冲；门，门户。穴在气街部，为经气通过之重要门户。

【精准定位】腹股沟区，腹股沟斜纹中，髂外动脉搏动处的外侧。

【功能】健脾化湿，理气解痉。

【主治】腹痛，腹胀，月经过多。

【自我保健】指压按摩：用指腹揉按冲门，至腹股沟酸胀感扩散至外阴部，每次 3~5 分钟。灸法：艾条灸 10~20 分钟。

府舍 Fǔshè

【穴名来源】府，指脏腑；舍，宅舍。穴位深处是腹腔，为脏腑的宅舍。

【精准定位】下腹部，脐中下 4 寸，前正中线旁开 4 寸。

【功能】健脾理气，散结止痛。

【主治】腹痛，疝气，腹部胀满。

【自我保健】指压按摩：用指腹揉按府舍，至局部酸胀。灸法：艾条灸 5~10 分钟。

腹结 Fùjié

【穴名来源】腹，腹部；结，结聚。本穴能治腹部结聚不通之症。

【精准定位】下腹部，脐中下 1.3 寸，前正中线旁开 4 寸。

【功能】健脾温中，宣通降逆。

【主治】绕脐腹痛，便秘，泄泻，疝气。

【自我保健】指压按摩：用指腹揉按腹结，至局部酸胀。灸法：艾炷灸 3~5 壮，艾条灸 5~10 分钟。

大横 Dàhéng

【穴名来源】大，大小之大；横，横竖之横。穴位内应横行之大肠。

【精准定位】腹部，脐中旁开4寸。

【功能】温中散寒，调理肠胃。

【主治】腹胀，腹痛，痢疾，泄泻，便秘。四肢无力。

【自我保健】指压按摩：用拇指指腹轻轻按压大横至局部酸胀，每次3~5分钟。灸法：艾条灸10~20分钟。

腹哀 Fù āi

【穴名来源】腹，腹部；哀，伤痛。本穴能治腹部各种伤痛。

【精准定位】上腹部，脐中上3寸，前正中线旁开4寸。

【功能】健脾和胃，理气调肠。

【主治】绕脐痛，消化不良，便秘，痢疾。

【自我保健】指压按摩：用指腹揉按腹哀，至局部酸胀。灸法：艾条灸5~10分钟。

食窦 Shídòu

【穴名来源】食，食物；窦，孔窦。穴在乳头外下方，深部有储藏乳汁的孔窦。

【精准定位】胸部，第5肋间隙，前正中线旁开6寸。

【功能】宣肺平喘，健脾和中，利水消肿。

【主治】咳嗽，气喘，反胃，泄泻，便秘。

【自我保健】指压按摩：用指腹揉按食窦，至局部酸胀。灸法：艾条灸5~10分钟。

天溪 Tiānxī

【穴名来源】天，天空，指上而言；溪，沟溪。穴居胸部肋间，如在沟溪中。

【精准定位】胸部，第4肋间隙，前正中线旁开6寸。

【功能】宽胸理气，止咳通乳。

【主治】咳嗽，胸痛，乳腺炎，乳汁少。

【自我保健】指压按摩：用指腹揉按天溪，至局部酸胀。灸法：艾条灸5~10分钟。

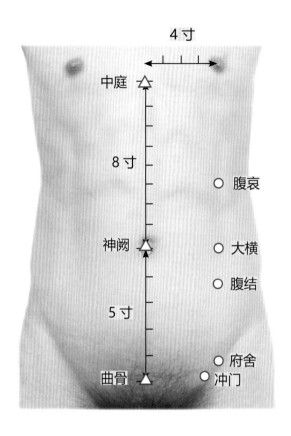

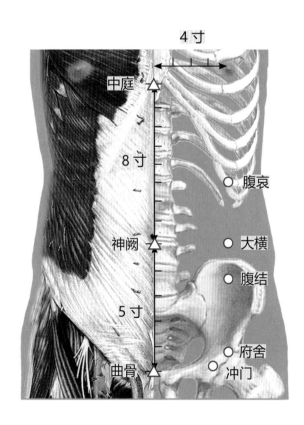

胸乡 Xiōngxiāng

【穴名来源】胸，胸部；乡，部位。穴在胸旁，能治胸部疾患。

【精准定位】胸部，第 3 肋间隙，前正中线旁开 6 寸。

【功能】宣肺止咳，理气止痛。

【主治】胸胁胀痛，胸引背痛不得卧，咳嗽。

【自我保健】指压按摩：用指腹揉按胸乡，至局部酸胀。灸法：艾条灸 5~10 分钟。

周荣 Zhōuróng

【穴名来源】周，周身；荣。荣养。本穴可调和营气，而荣养周身。

【精准定位】胸部，第 2 肋间隙，前正中线旁开 6 寸。

【功能】宣肺平喘，理气化痰。

【主治】胸胁胀满，胁肋痛，咳嗽，咳痰。

【自我保健】指压按摩：用指腹揉按周荣，至局部酸胀。灸法：艾条灸 5~10 分钟。

大包 Dàbāo （脾之大络）

【穴名来源】大，大小之大;包，包容。寓意广大包容，为脾之大络，通达周身，输布各处。

【精准定位】胸外侧区，第 6 肋间隙，在腋中线上。

【功能】宽胸益脾，调理气血。

【主治】气喘，咳嗽，咳痰，胸闷，全身疼痛，四肢无力等。

【自我保健】指压按摩：用指腹揉按大包，至局部酸胀。灸法：艾条灸 10~20 分钟。

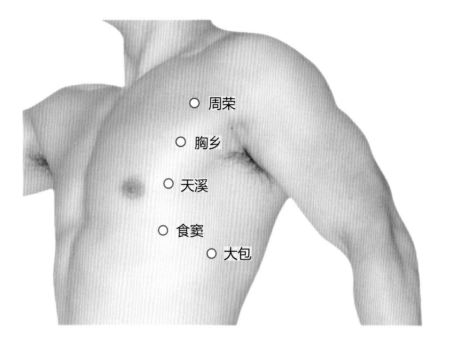

周荣

胸乡

天溪

食窦

大包

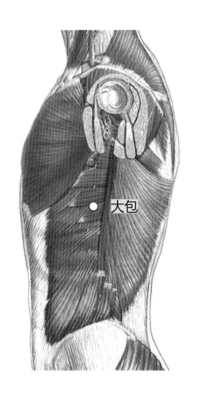

大包

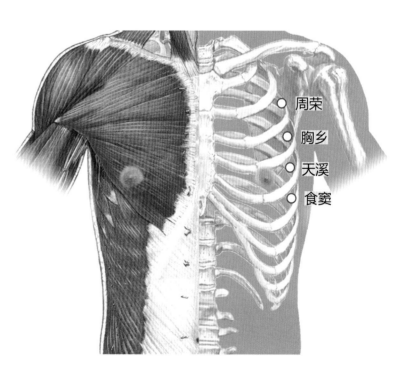

周荣

胸乡

天溪

食窦

6 第六章
手少阴心经

经脉循行

手少阴心经；从心中开始，出来属于心脏与它脏相连的系带，下过膈肌，络小肠。

它的支脉：从心脏的系带部向上挟咽喉，而与眼球内连于脑的系带相联系。

它的直行脉：从心系（即心与它脏相联系的系带）上行至肺，向下出于腋下（极泉），沿上臂内侧后缘，走手太阴，手厥阴经之后（青灵），下向肘内（少海），沿前臂内侧后缘（灵道、通里、阴郄、神门），到掌后豌豆骨部进入掌内后边（少府），沿小指的桡侧出于末端（少冲），接手太阳小肠经。

主治病候

主治心、胸、神志病以及经脉循行位置的病症。如心痛，咽干，口渴，目黄，胁痛，上臂内侧痛，手心发热等症。

经穴歌诀

九穴心经手少阴，极泉青灵少海深，
灵道通里阴郄邃，神门少府少冲寻。（左右共一十八穴）

手少阴心经图

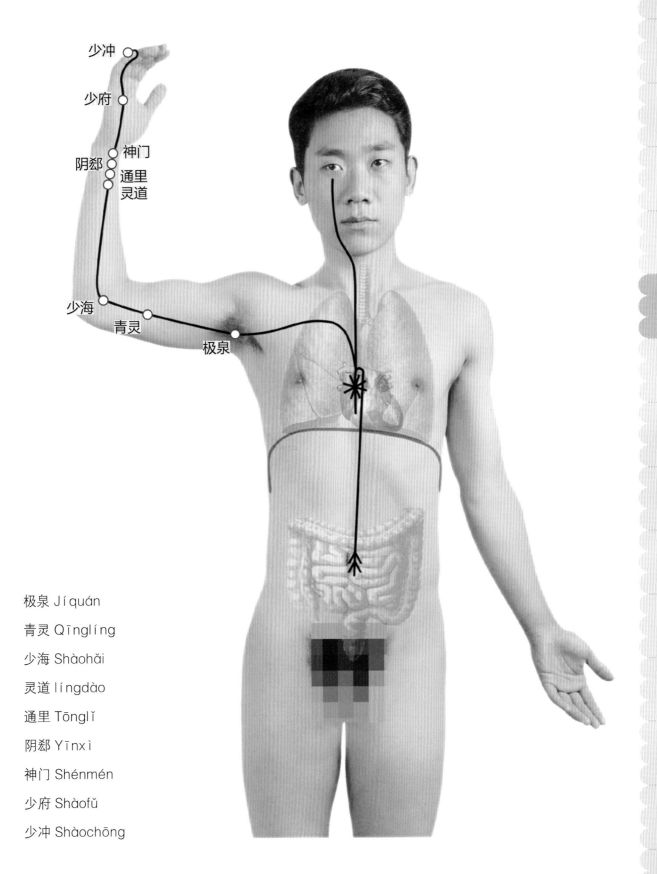

少冲

少府

神门
阴郄
通里
灵道

少海
青灵
极泉

极泉 Jíquán

青灵 Qīnglíng

少海 Shàohǎi

灵道 língdào

通里 Tōnglǐ

阴郄 Yīnxì

神门 Shénmén

少府 Shàofǔ

少冲 Shàochōng

极泉 Jíquán

【穴名来源】极，高大之意；泉，水泉。穴在腋下高处，局部凹陷如泉。

【精准定位】在腋区，腋窝中央，腋动脉搏动处。

【功能】宽胸理气，通经活络。

【主治】心悸，心痛，胸闷，胁肋疼痛，肘臂冷痛，四肢不举。

【自我保健】指压按摩：用指尖按压极泉，致整个腋窝酸胀，有麻电感向前臂手指端放散为度。灸法：艾条灸 5~10 分钟。

青灵 Qīnglíng

【穴名来源】青，生发之象；灵，神灵。心为君主之官，通窍藏灵，具有脉气生发之象。

【精准定位】在臂前区，肘横纹上 3 寸，肱二头肌的内侧沟中。

【功能】理气通络，宁心安神。

【主治】头痛，肩臂痛，胁痛。

【自我保健】指压按摩：用拇指指腹按揉青灵，致局部酸胀，每次 3~5 分钟。灸法：艾条灸 5~10 分钟。

少海 Shàohǎi （合穴）

【穴名来源】少，幼小，指手少阴经；海，海洋。此为本经合穴，脉气于此，犹如水流入海。

【精准定位】在肘前区，横平肘横纹，肱骨内上髁前缘。

【功能】理气通络，宁心安神。

【主治】心痛，癫狂痫证，手颤，肘臂挛痛，眼充血。

【自我保健】指压按摩：用拇指指腹按揉少海，致局部酸胀，或有麻电感向前臂放散。灸法：艾条灸 5~10 分钟。

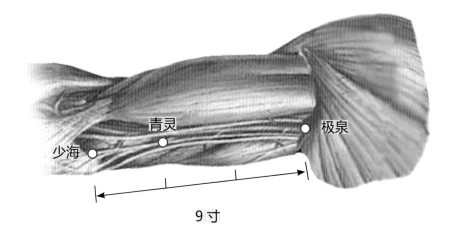

少海 青灵 极泉

9寸

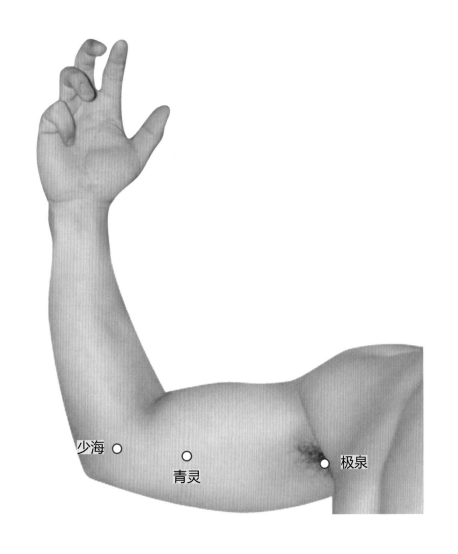

少海 青灵 极泉

灵道 língdào （经穴）

【穴名来源】灵，神灵；道，通道。心主神灵。穴在尺侧腕屈肌腱的桡侧缘，犹如通向神灵之道。

【精准定位】在前臂前区，腕掌侧远端横纹上 1.5 寸，尺侧腕屈肌腱的桡侧缘。

【功能】宁心安神，活血通络。

【主治】心悸，心痛，肘臂挛急，手麻不仁。

【自我保健】指压按摩：用拇指指腹按揉灵道，每次 3~5 分钟。灸法：艾条温和灸 10~20 分钟。

通里 Tōnglǐ （络穴）

【穴名来源】通，通往；里，内里。本经络脉由此穴别出，与小肠经互为表里而相通。

【精准定位】在前臂前区，腕掌侧远端横纹上 1 寸，尺侧腕屈肌腱的桡侧缘。

【功能】安神志，清虚热，通经活络。

【主治】心痛，善忘，失眠，臂肘腕疼痛，咽喉肿痛。

【自我保健】指压按摩：用指腹按揉通里，每次 3~5 分钟。灸法：艾条灸 10~20 分钟。

阴郄 Yīnxì （郄穴）

【穴名来源】阴，阴阳之阴；郄，孔隙。此为手少阴经之郄穴。

【精准定位】在前臂前区，腕掌侧远端横纹上 0.5 寸，尺侧腕屈肌腱的桡侧缘。

【功能】清心安神，固表开音。

【主治】惊悸，健忘，失眠，衄血，盗汗，胃脘痛。

【自我保健】指压按摩：用拇指指腹按揉阴郄，每次 3~5 分钟。灸法：艾条灸 10~20 分钟。

神门 Shénmén （输穴、原穴）

【穴名来源】神，心神；门，门户。心藏神；此为手少阴经的输穴，为心神出入之门户。

【精准定位】在腕前区，腕掌侧远端横纹尺侧端，尺侧腕屈肌腱的桡侧缘。

【功能】宁心安神，通经活络。

【主治】健忘，失眠，痴呆，癫狂病证，头痛头昏，心悸，手臂疼痛麻木，喘逆上气，呕血。

【自我保健】指压按摩：用指腹按压 3~5 分钟，致局部酸胀并可有麻电感向指端放散。灸法：温灸 5~15 分钟。

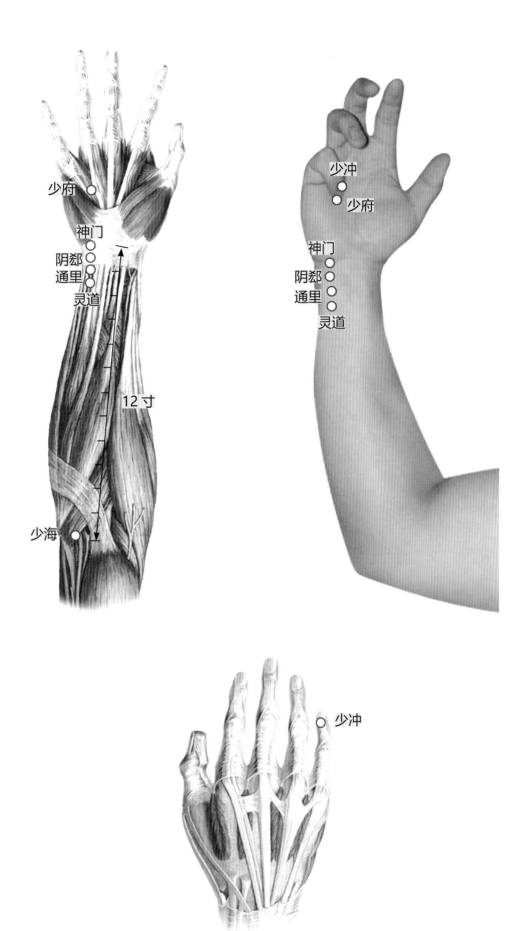

少府
神门
阴郄
通里
灵道

12寸

少海

少冲
少府

神门
阴郄
通里
灵道

少冲

少府 Shàofǔ（荥穴）

【穴名来源】少，幼小；府，处所，为脉气所溜之处。

【精准定位】在手掌，横平第5掌指关节近端，第4、5掌骨之间。

【功能】清心泻火，理气活络。

【主治】心悸，胸痛，善惊，掌心发热，手小指拘挛，臂神经痛。

【自我保健】指压按摩:用指腹按压3~5分钟,致局部胀痛向肘部或小指放散。

灸法：灸5~7分钟。

少冲 Shàochōng （井穴）

【穴名来源】少，幼小；冲，冲动。本穴为手少阴经井穴，脉气由此涌出沿经脉上行。

【精准定位】在手指，小指末节桡侧，指甲根角侧上方0.1寸（指寸）。

【功能】清热息风，醒神开窍，理血通经。

【主治】心悸，胸胁痛，癫狂，中风昏迷，肘臂肿痛，急救穴之一。

【自我保健】指压按摩：用指腹按压3~5分钟。灸法：灸5~10分钟。

第七章
手太阳小肠经

经脉循行

手太阳小肠经：从小指外侧末端开始（少泽），沿手掌尺侧（前谷、后溪），上向腕部（腕骨、阳谷），出尺骨小头部（养老），直上沿尺骨下边（支正），出于肘内侧当肱骨内上髁和尺骨鹰嘴之间（小海），向上沿上臂外后侧，出肩关节部（肩贞、臑俞），绕肩胛（天宗、秉风、曲垣），交会肩上（肩外俞、肩中俞；会附分、大杼、大椎），进入缺盆（锁骨上窝），络于心，沿食管，通过膈肌，到胃（会上脘、中脘），属于小肠。

它的支脉：从锁骨上行沿颈旁（天窗、天容），上向面颊（颧髎），到外眼角（会瞳子髎），弯向后（会和髎），进入耳中（听宫）。

另一支脉：从面颊部分出，上向颧骨，靠鼻旁到内眼角（会睛明），接足太阳膀胱经。

主治病候

本经腧穴主治头、项、耳、目、咽喉病，热病，神志病以及经脉循行位置的病症。如少腹痛，耳鸣，耳聋，目黄，颊肿，咽喉肿痛，肩臂外侧后缘痛等症。

经穴歌诀

手太阳穴一十九，少泽前谷后溪数，腕骨阳谷养老绳，支正小海外辅肘，肩贞臑俞接天宗，髎外秉风曲垣首，肩外俞连肩中俞，天窗乃与天容偶，兑骨之端上颧髎，听宫耳前珠上走。（左右共三十八穴）

手太阳小肠经图

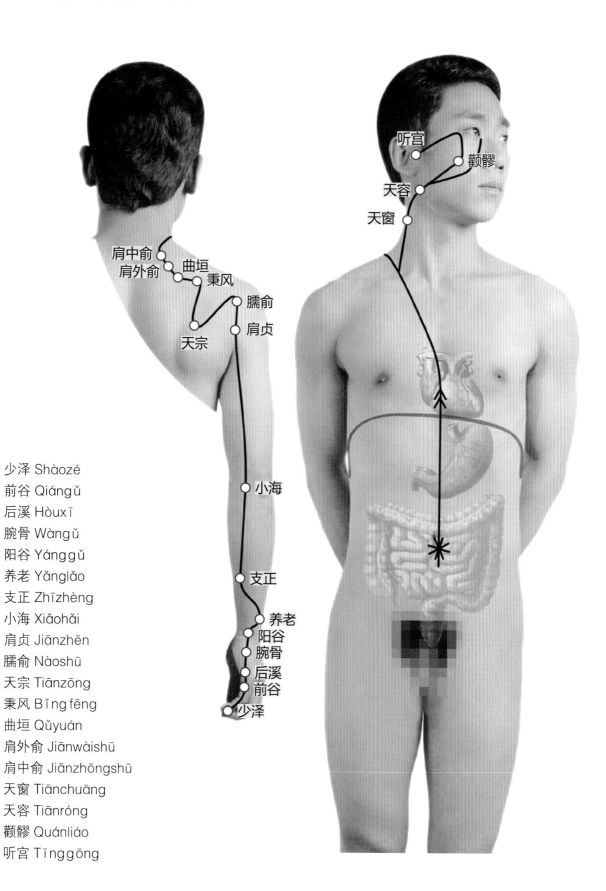

少泽 Shàozé
前谷 Qiángǔ
后溪 Hòuxī
腕骨 Wàngǔ
阳谷 Yánggǔ
养老 Yǎnglǎo
支正 Zhīzhèng
小海 Xiǎohǎi
肩贞 Jiānzhēn
臑俞 Nàoshū
天宗 Tiānzōng
秉风 Bǐngfēng
曲垣 Qǔyuán
肩外俞 Jiānwàishū
肩中俞 Jiānzhōngshū
天窗 Tiānchuāng
天容 Tiānróng
颧髎 Quánliáo
听宫 Tīnggōng

少泽 Shàozé（井穴）

【穴名来源】少，幼小；泽；沼泽。穴在小指旁，脉气初生之处，如始于小泽。

【精准定位】在手指，小指末节尺侧，距指甲根角侧上方0.1寸（指寸）。

【功能】清热通乳，散瘀利窍。

【主治】目生翳膜，耳聋，咽喉肿痛，乳腺炎，产后无乳，中风昏迷。

【自我保健】指压按摩：经常用指尖掐压少泽，每次1~3分钟。灸法：艾条灸3~5分钟。

前谷 Qiángǔ（荥穴）

【穴名来源】前，前后之前；谷，山谷。第5掌指关节前下凹陷如谷，穴当其处。

【精准定位】在手指，第5掌指关节尺侧远端赤白肉际凹陷中。

【功能】疏风散热，清头明目，通经活络。

【主治】目生白翳，耳鸣，鼻衄，咽肿喉痹。颈项不得回顾，臂痛不得举。妇人产后无乳，疟疾。

【自我保健】指压按摩：经常用指尖掐压前谷，每次1~3分钟。灸法：艾条灸5~10分钟。

后溪 Hòuxī（输穴、八脉交会穴通督脉）

【穴名来源】后，前后之后；溪，沟溪。第5掌指关节后凹陷如溪，穴当其处。

【精准定位】在手内侧，第5掌指关节尺侧近端赤白肉际凹陷中。

【功能】清头明目，安神定志，通经活络。

【主治】头项急痛，颈肩部疼痛，腰痛，腰扭伤，乳腺炎，疟疾。

【自我保健】指压按摩：经常用指尖掐压后溪，每次1~3分钟，以局部酸胀或向整个手掌部放散为度。灸法：艾条灸5~10分钟。

腕骨 Wàngǔ（原穴）

【穴名来源】腕，腕部；骨，骨头。穴在腕部骨间。

【精准定位】在腕区，第5掌骨基底与三角骨之间的赤白肉际凹陷处中。

【功能】利湿退黄，通窍活络，增液消渴。

【主治】头痛，耳鸣，糖尿病，癫狂，惊风瘈疭。

【自我保健】指压按摩：用指尖掐压腕骨，每次1~3分钟，以局部酸胀为度。灸法：艾条灸5~10分钟。

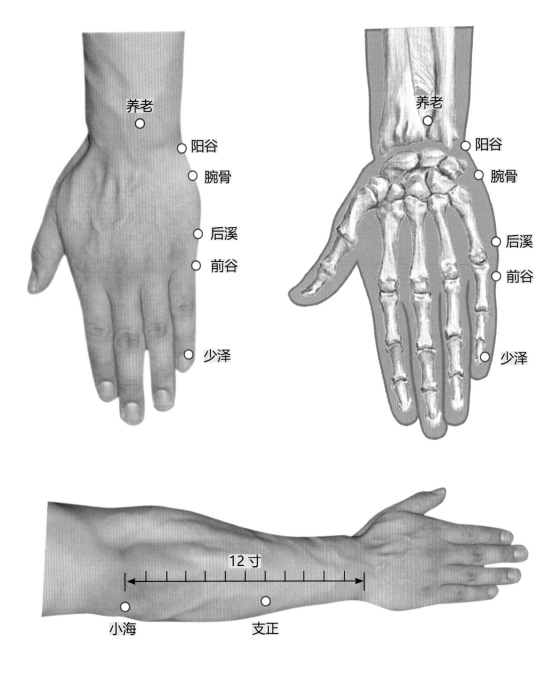

养老
阳谷
腕骨
后溪
前谷
少泽

养老
阳谷
腕骨
后溪
前谷
少泽

12寸
小海　　支正

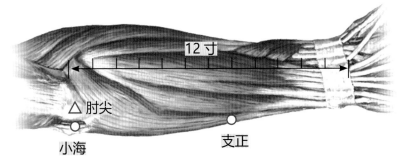

12寸
△ 肘尖
小海　　支正

人/体/经/络/穴/位/使/用/大/图/册

阳谷 Yánggǔ（经穴）

【穴名来源】阳，阴阳之阳，外为阳；谷，山谷。腕部骨隙形如山谷，穴当其处。

【精准定位】在腕后区，尺骨茎突与三角骨之间的凹陷中。

【功能】清心明目，镇惊聪耳。

【主治】头痛，耳鸣，耳聋，肩痛不举，手腕外侧痛。

【自我保健】指压按摩：用指尖掐压阳谷，每次 1~3 分钟，以局部酸胀，甚则扩散至整个腕关节为度。灸法：艾条灸 5~10 分钟。

养老 Yǎnglǎo（郄穴）

【穴名来源】养，赡养；老，老人。此穴能治目花、耳聋、腰酸身重等老人常见病症。

【精准定位】在前臂后区，腕背横纹上 1 寸，尺骨头桡侧凹陷中。

【功能】明目清热，舒筋活络。

【主治】肩臂酸痛，急性腰痛。

【自我保健】指压按摩：用指尖掐压养老，每次 1~3 分钟，以手腕酸麻，向肩肘放散为度。灸法：艾条灸 10~20 分钟。

支正 Zhīzhèng（络穴）

【穴名来源】支，支别；正，正经。小肠经之络脉由此别离正经行走向心经。

【精准定位】在前臂后区，腕背侧远端横纹上 5 寸，尺骨尺侧与尺侧腕屈肌之间。

【功能】清热解毒，安神定志，通经活络。

【主治】头痛，手指痛，腰背酸痛，四肢无力，糖尿病。

【自我保健】指压按摩：用指腹揉按支正，以局部重胀，可向下放散至手为度。灸法：艾条灸 5~10 分钟。

小海 Xiǎohǎi（合穴）

【穴名来源】小，微小，指小肠经；海，海洋。此系小肠经合穴，气血至此，犹如水流入海。

【精准定位】在肘后区，尺骨鹰嘴与肱骨内上髁之间凹陷中。

【功能】清热祛风，宁神定志。

【主治】头痛，耳聋，齿龈肿痛，癫狂病证，颈项痛不得回顾，肘痛，上肢不举。

【自我保健】指压按摩：用指腹揉按小海，以局部酸胀，可有触电感向前臂及手部尺侧放散为度。灸法：艾条灸 5~10 分钟。

肩贞 Jiānzhēn

【穴名来源】肩，肩部；贞，正也。穴在肩下，腋后纹头正上方。

【精准定位】在肩胛区，肩关节后下方，腋后纹头直上 1 寸。

【功能】清热止痛，通络聪耳。

【主治】肩胛痛，手臂麻痛，耳鸣，耳聋，牙痛。

【自我保健】指压按摩：用拇指指腹揉按肩贞，以肩部及肩胛部酸胀为度。灸法：艾条灸 10~20 分钟。

臑俞 Nàoshū

【穴名来源】臑，上臂肌肉隆起处；俞；腧穴。穴在臑部，为经气输注之处。

【精准定位】在肩胛区，腋后纹头直上，肩胛冈下缘凹陷中。

【功能】舒筋活络，消肿化痰。

【主治】肩臂酸痛无力，肩肿，颈项瘰疬。

【自我保健】指压按摩：用拇指指腹揉按臑俞，以局部酸胀为度。灸法：艾条灸 10~20 分钟。

天宗 Tiānzōng

【穴名来源】天，上部；宗，尊重，意为人体上部的重要命穴。

【精准定位】在肩胛区，肩胛冈中点与肩胛骨下角连线上 1/3 与 2/3 交点凹陷中。

【功能】通经活络，理气消肿。

【主治】肩胛痛，肘臂外后侧痛，气喘，乳痈。

【自我保健】指压按摩：用拇指指腹揉按天宗，以局部酸胀为度。灸法：艾条灸 5~15 分钟。

秉风 Bǐngfēng

【穴名来源】秉，秉受；风，风邪。穴在易受风邪之处。

【精准定位】在肩胛区，肩胛冈中点上方冈上窝中。

【功能】疏风活络，止咳化痰。

【主治】肩胛疼痛不举，上肢酸麻，咳嗽等。

【自我保健】指压按摩：用拇指指腹揉按秉风，以局部酸胀为度。灸法：艾条灸 5~15 分钟。

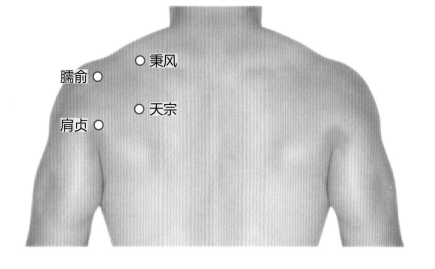

臑俞 ○
○ 秉风
○ 天宗
肩贞 ○

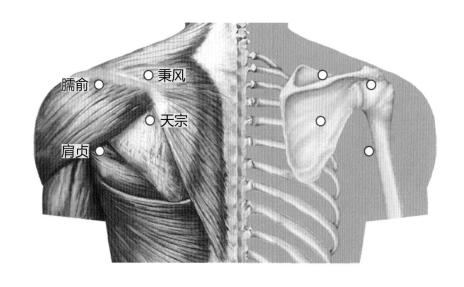

臑俞 ○
○ 秉风
○ 天宗
肩贞 ○

曲垣 Qǔyuán

【穴名来源】曲，弯曲；垣，短墙。肩胛冈弯曲如墙，穴在其处。

【精准定位】在肩胛区，肩胛冈内侧端上缘凹陷中。

【功能】舒筋活络，散风止痛。

【主治】肩胛拘挛疼痛，肩胛疼痛不举，上肢酸麻，咳嗽等。

【自我保健】指压按摩：用拇指指腹揉按曲垣，以局部酸胀为度。灸法：艾条灸 10~20 分钟。

肩外俞 Jiānwàishū

【穴名来源】肩，肩部，外，外侧，俞，腧穴。穴在肩中俞的外侧。

【精准定位】在脊柱区，第 1 胸椎棘突下，后正中线旁开 3 寸。

【功能】舒筋活络，散风止痛。

【主治】肩背酸痛，颈项强急，上肢冷痛等。

【自我保健】指压按摩：用拇指指腹揉按肩外俞，以局部酸胀为度。灸法：艾条灸 10~20 分钟。

肩中俞 Jiānzhōngshū

【穴名来源】肩，肩部；中，中间；俞，腧穴。穴在肩外俞的内侧。

【精准定位】在脊柱区，第 7 颈椎棘突下，后正中线旁开 2 寸。

【功能】宣肺解表，活络止痛。

【主治】咳嗽，肩背酸痛，颈项强急。

【自我保健】指压按摩：用拇指指腹揉按肩中俞，以局部酸胀为度。灸法：温和灸 10~15 分钟。

天窗 Tiānchuāng

【穴名来源】天，天空；窗，窗户。穴在颈上部，主治耳病，通耳窍，如开"天窗"。

【精准定位】在颈部，横平喉结，胸锁乳突肌的后缘。

【功能】利咽聪耳，祛风定志。

【主治】咽喉肿痛，耳聋，耳鸣，癫狂，中风，肩背酸痛。

【自我保健】指压按摩：用拇指指腹揉按天窗，以局部酸胀，扩散至耳部、枕部、咽喉部为度。灸法：艾条灸 5~10 分钟。

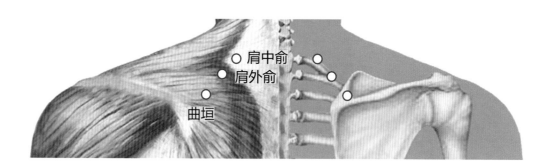

肩中俞
肩外俞
曲垣

肩中俞
肩外俞
曲垣

天容 Tiānróng

【穴名来源】天，天空，指上部；容，隆盛。穴在颈上部，为经气隆盛之处。

【精准定位】在颈部，下颌角后方，胸锁乳突肌的前缘凹陷中。

【功能】聪耳利咽，清热降逆。

【主治】咽喉肿痛，耳鸣，耳聋，颊肿，头项痛肿，呕逆。

【自我保健】指压按摩：直刺 0.5~0.8 寸，局部酸胀，可扩散至舌根或咽喉部。灸法：艾条灸 5~10 分钟。

颧髎 Quánliáo

【穴名来源】颧，颧部；髎，骨隙。穴在颧部骨隙处。

【精准定位】在面部，颧骨下缘，目外眦直下凹陷中。

【功能】清热消肿，祛风通络。

【主治】颊肿，面痛，目黄，口歪，龈肿齿痛。

【自我保健】指压按摩：经常按摩颧髎，以局部酸胀为度。灸法：艾条温和灸 5~10 分钟。

听宫 Tīnggōng

【穴名来源】听，听闻；宫，宫室。听宫，指耳窍。穴在耳前，治耳病，有通耳窍之功。

【精准定位】在面部，耳屏正中与下颌骨髁状突之间的凹陷中。

【功能】宣开耳窍，宁神定志。

【主治】耳鸣，耳聋，牙痛，癫狂痫证。

【自我保健】指压按摩：用手指点按或点揉听宫，以局部酸胀为度。灸法：艾条灸 10~20 分钟。

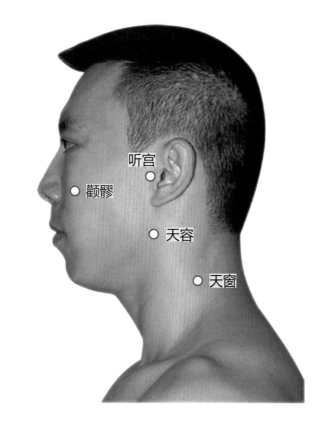

听宫
颧髎
天容
天窗

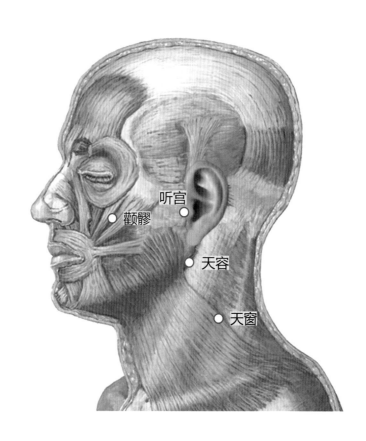

颧髎
听宫
天容
天窗

8 第八章
足太阳膀胱经

经脉循行

　　足太阳膀胱经：从内眼角开始（睛明），上行额部（攒竹、眉冲、曲差；会神庭、头临泣），交会于头顶（五处、承光、通天；会百会）。

　　它的支脉：从头顶分出到耳上角（会曲鬓、率谷、浮白、头窍阴、完骨）。

　　其直行主干：从头顶入内络于脑（络却、玉枕；会脑户、风府），复出项部（天柱）分开下行：一支沿肩胛内侧，夹脊旁（会大椎、陶道；经大杼、风门、肺俞、厥阴俞、心俞、督俞、膈俞），到达腰中（肝俞、胆俞、脾俞、胃俞、三焦俞、肾俞），进入脊旁筋肉，络于肾，属于膀胱（气海俞、大肠俞、关元俞、小肠俞、膀胱俞、中膂俞、白环俞）。一支从腰中分出，夹脊旁，通过臀部，进入窝中（殷门、委中）。

　　它的支脉：从肩胛内侧分别下行，通过肩胛（附分、魄户、膏肓俞、神堂、膈关、魂门、阳纲、意舍、胃仓、肓门、志室、胞肓、秩边），经过髋关节部（会环跳穴），沿大腿外侧后边下行（浮郄、委阳），会合于腘窝中（委中），由此向下通过腓肠肌部（合阳、承筋、承山），出外踝后方（飞扬、跗阳、昆仑），沿第五跖骨粗隆（仆参、申脉、金门、京骨），到小趾的外侧（束骨、足通谷、至阴），下接足少阴肾经。

主治病候

　　本经腧穴主治头面、项背、下肢部病症以及神志病，脏腑病等，如眼疾，眉棱骨痛，头痛，头晕，癫狂，项、背、腰、臀及下肢后侧疼痛等，其中背部的背俞穴主治相应脏腑及组织器官病症。

足太阳经六十七，睛明目内红肉藏，
攒竹眉冲与曲差，五处上寸半承光，
通天络却玉枕昂，天柱后际大筋外，
大杼背部第二行，风门肺俞厥阴四，
心俞督俞膈俞强，肝胆脾胃俱挨次，
三焦肾气海大肠，关元小肠到膀胱，
中膂白环仔细量，自从大杼至白环，
各节节外寸半长，上髎次髎中复下，
一空二空腰髁当，会阳尾骨外端取，
附分夹脊第三行，魄户膏肓与神堂，
譩譆膈关魂门九，阳纲意舍仍胃仓，
肓门志室胞肓续，二十椎下秩边场，
承扶臀横纹中央，殷门浮郄到委阳，
委中合阳承筋是，承山飞扬踝跗阳，
昆仑仆参连申脉，金门京骨束骨忙，
通谷至阴小趾旁。（一百三十四穴）

足太阳膀胱经图

睛明 Jīngmíng
攒竹 Cuánzhú
眉冲 Méichōng
曲差 Qūchā
五处 Wǔchù
承光 Chéngguāng
通天 Tōngtiān
络却 Luòquè
玉枕 Yùzhěn
天柱 Tiānzhù

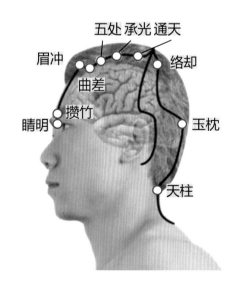

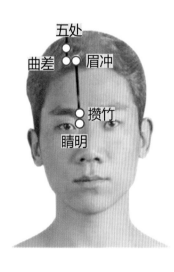

大杼 Dàzhù

风门 Fēngmén

肺俞 Fèishū

厥阴俞 Juéyīnshū

心俞 Xīnshū

督俞 Dūshū

膈俞 Géshū

肝俞 Gānshū

胆俞 Dǎnshū

脾俞 Píshū

胃俞 Wèishū

三焦俞 Sānjiāoshū

肾俞 Shènshū

大肠俞 Dàchángshū

气海俞 Qìhǎishū

关元俞 Guānyuánshū

小肠俞 Xiǎochángshū

膀胱俞 Pángguāngshū

中膂俞 Zhōnglǚshū

白环俞 Báihuánshū

上髎 Shàngliáo

次髎 Cìliáo

中髎 Zhōngliáo

下髎 Xiàliáo

会阳 Huìyáng

承扶 Chéngfú

殷门 Yīnmén

浮郄 Fúxì

委阳 Wěiyáng

委中 Wěizhōng

附分 Fùfēn

魄户 Pòhù

膏肓 Gāohuāng

神堂 Shéntáng

谚语 Yìxǐ

膈关 Géguān

魂门 Húnmén

阳纲 Yánggāng

意舍 Yìshè

胃仓 Wèicāng

肓门 Huāngmén

志室 Zhìshì

胞肓 Bāohuāng

秩边 Zhìbiān

合阳 Héyáng

承筋 Chéngjīn

承山 Chéngshān

跗阳 Fūyáng

昆仑 Kūnlún

飞扬 Fēiyáng

仆参 Púcān

申脉 Shēnmài

金门 Jīnmén

京骨 Jīnggǔ

束骨 Shùgǔ

足通谷 Zútōnggǔ

至阴 Zhìyīn

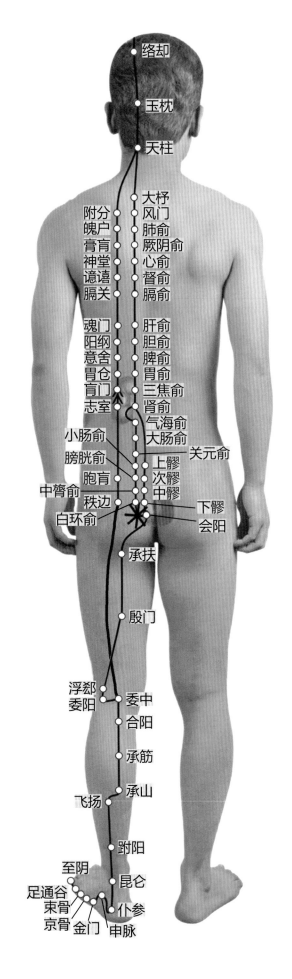

睛明 Jīngmíng

【穴名来源】睛，眼睛；明，明亮。穴在眼区，有明目之功。

【精准定位】在面部，目内眦内上方眶内侧壁凹陷中。

【功能】明目退翳，祛风清热。

【主治】目赤肿痛，迎风流泪，近视，夜盲，色盲，急性腰扭伤，坐骨神经痛。

【自我保健】指压按摩：用拇指指尖轻轻掐按睛明，以局部酸胀为度。灸法：本穴禁灸。

攒竹 Cuánzhú

【穴名来源】攒，簇聚；竹，竹子。穴在眉头，眉毛丛生，犹如竹子簇聚。

【精准定位】在面部，眉头凹陷中，额切迹处。

【功能】清热散风，活络明目。

【主治】头痛，眉棱骨痛，口眼歪斜。目赤肿痛，迎风流泪，近视，目视不明等。腰背扭伤，呃逆。

【自我保健】指压按摩：用拇指指腹揉按攒竹，以局部酸胀为度。灸法：此穴禁灸。

眉冲 Méichōng

【穴名来源】眉，眉毛；冲，直上。在前发际，眉头的直上方。

【精准定位】在头部，额切际直上入发际 0.5 寸。

【功能】明目安神，祛风通络。

【主治】眩晕，头痛，鼻塞，目视不明。

【自我保健】指压按摩：用拇指指腹揉按眉冲，以局部酸胀为度。灸法：艾条灸 5~10 分钟。

曲差 Qūchā

【穴名来源】曲,弯曲;差,不齐。膀胱经自眉冲曲而向外。于此穴又曲而向后，表现为参差不齐。

【精准定位】在头部，前发际正中直上 0.5 寸，旁开 1.5 寸。

【功能】清头明目，通窍安神。

【主治】头痛，鼻塞，鼻衄。

【自我保健】指压按摩：用拇指指腹揉按曲差，以局部酸胀为度。灸法：艾条灸 5~10 分钟。

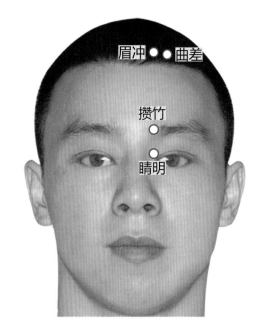

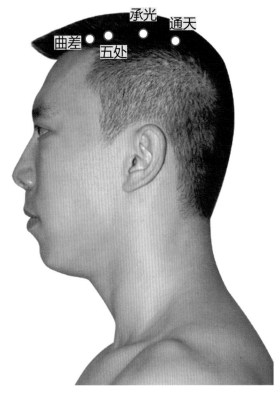

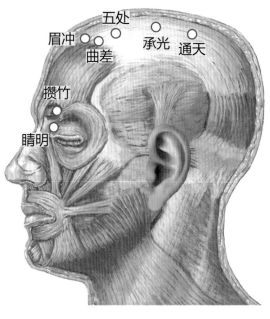

五处 Wǔchù

【穴名来源】五，第五；处，处所。此为足太阳脉之第 5 穴所在之处。

【精准定位】在头部，前发际正中直上 1.0 寸，旁开 1.5 寸。

【功能】清头明目，泄热息风。

【主治】小儿惊风，头痛，目眩，目视不明。

【自我保健】指压按摩：用拇指指腹揉按五处，以局部酸胀为度。灸法：艾条灸 5~10 分钟。

承光 Chéngguāng

【穴名来源】承，承受；光，光明。穴居头顶，上承天光。

【精准定位】在头部，前发际正中直上 2.5 寸，旁开 1.5 寸。

【功能】清热散风，明目通窍。

【主治】头痛，目痛，目眩，目视不明等。

【自我保健】指压按摩：用拇指指腹揉按承光，以局部酸胀为度。灸法：艾条灸 5~10 分钟。

通天 Tōngtiān

【穴名来源】通，通达；天，天空。上为天，穴在头部，上通巅顶。

【精准定位】在头部，前发际正中直上 4.0 寸，旁开 1.5 寸处。

【功能】宣肺利鼻，散风清热。

【主治】头痛，头重。

【自我保健】指压按摩：用拇指指腹揉按通天，以局部酸胀为度。灸法：艾条灸 5~10 分钟。

络却 Luòquè

【穴名来源】络，联络；却，返回。本经脉气由此入颅内联络于脑，然后又返回体表。

【精准定位】在头部，前发际正中直上 5.5 寸，旁开 1.5 寸。

【功能】祛风清热，明目通窍。

【主治】眩晕，鼻塞，目视不明，项肿，瘿瘤。

【自我保健】指压按摩：用拇指指腹揉按络却，以局部酸胀为度。灸法：艾条灸 5~10 分钟。

玉枕 Yùzhěn

【穴名来源】玉，玉石；枕，枕头。古称枕骨为"玉枕骨"，穴在其上。

【精准定位】在头部，后发际正中直上2.5寸，旁开1.3寸。

【功能】开窍明目，通经活络。

【主治】头痛，恶风寒，鼻塞，目痛，近视。

【自我保健】指压按摩：用拇指指腹揉按玉枕，以局部酸胀为度。灸法：艾条灸5~10分钟。

天柱 Tiānzhù

【穴名来源】天，天空；柱，支柱。上为天，颈椎古称"天柱骨"，穴在其旁。

【精准定位】在颈后区，横平第2颈椎棘突上际，斜方肌外缘凹陷中。

【功能】强筋骨，安神志，清头目。

【主治】头痛，头晕，项强，鼻塞不闻香臭，目赤肿痛，咽痛，耳鸣耳聋，肩背痛。

【自我保健】指压按摩：用拇指指腹揉按天柱，以局部酸胀为度。灸法：艾条灸5~10分钟。

大杼 Dàzhù（骨会）

【穴名来源】大，大小之大；杼，椎骨古称杼骨。穴在较大的第1胸椎旁，故名。

【精准定位】在脊柱区，当第1胸椎棘突下，后正中线旁开1.5寸。

【功能】清热散风，强健筋骨。

【主治】肩背痛，腰背强痛，咳嗽，鼻塞，头痛，目眩。

【自我保健】指压按摩：用拇指指腹揉按大杼，以局部酸胀为度。灸法：艾条灸5~10分钟。

风门 Fēngmén

【穴名来源】风，风邪；门，门户。穴居易为风邪侵入之处，并能治风邪之为病，故名。

【精准定位】在脊柱区，第2胸椎棘突下，后正中线旁开1.5寸。

【功能】益气固表，祛风解表，泄胸中热。

【主治】外感咳嗽，发热头痛，鼻流清涕，鼻塞，颈项强痛，胸背疼痛。

【自我保健】指压按摩：用拇指指腹揉按风门，以局部酸胀为度。灸法：艾条灸5~10分钟。

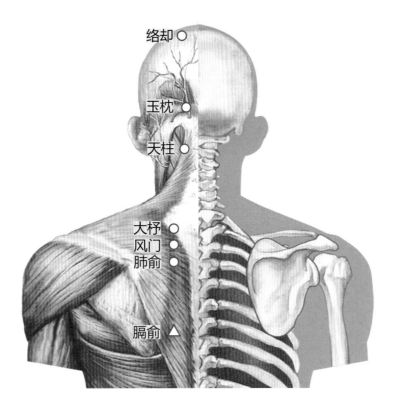

络却 ○
玉枕 ○
天柱 ○
大杼 ○
风门 ○
肺俞 ○
膈俞 △

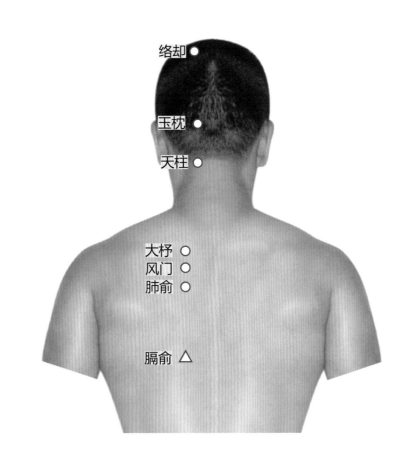

络却 ○
玉枕 ○
天柱 ○
大杼 ○
风门 ○
肺俞 ○
膈俞 △

肺俞 Fèishū（背俞穴）

【穴名来源】肺，肺脏；俞，输注。本穴是肺气转输于后背体表的部位。

【精准定位】在脊柱区，第3胸椎棘突下，后正中线旁开1.5寸。

【功能】清热解表，宣理肺气。

【主治】咳嗽，咳血，自汗盗汗，潮热，皮肤瘙痒，荨麻疹，痤疮。

【自我保健】指压按摩：用拇指指腹揉按肺俞，以局部酸胀为度。灸法：艾条灸5~10分钟。

厥阴俞 Juéyīnshū（背俞穴）

【穴名来源】厥阴，两阴交尽之意，在此指心包；俞，输注。本穴是心包之气转输于后背体表的部位。

【精准定位】在脊柱区，当第4胸椎棘突下，后正中线旁开1.5寸。

【功能】活血理气，清心宁志。

【主治】心痛，心悸，胸闷，咳嗽，呕吐，肩胛酸痛。

【自我保健】指压按摩：用拇指指腹揉按厥阴俞，以局部酸胀为度。灸法：艾条灸10~20分钟。

心俞 Xīnshū（背俞穴）

【穴名来源】心，心脏；俞，输注。本穴是心气转输于后背体表的部位。

【精准定位】在脊柱区，第5胸椎棘突下，后正中线旁开1.5寸。

【功能】调气血，通心络，宁心神。

【主治】心痛，心悸，咳血，失眠，健忘，呕吐不食。肩背痛，梦遗。

【自我保健】指压按摩：用指腹揉按心俞，以局部酸胀为度。灸法：艾条灸10~20分钟。

督俞 Dūshū

【穴名来源】督，督脉；俞，输注。本穴是督脉之气转输于后背体表的部位。

【精准定位】在脊柱区，第6胸椎棘突下，后正中线旁开1.5寸。

【功能】理气活血，强心通脉。

【主治】心痛，腹痛，腹胀，肠鸣，呃逆。

【自我保健】指压按摩：用指腹揉按督俞，以局部酸胀为度。灸法：艾条灸10~20分钟。

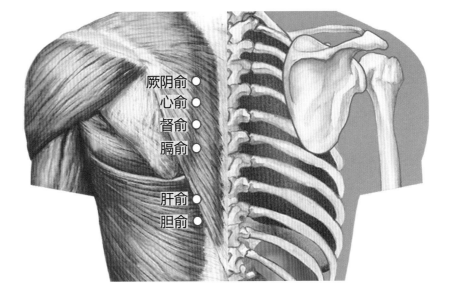

厥阴俞
心俞
督俞
膈俞

肝俞
胆俞

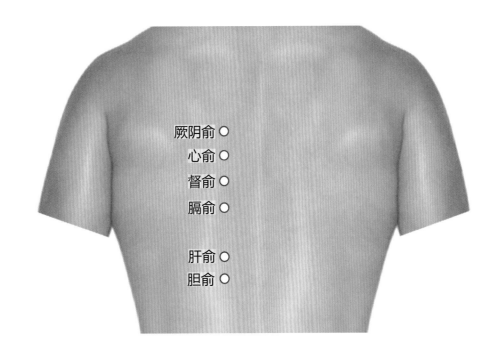

厥阴俞
心俞
督俞
膈俞

肝俞
胆俞

膈俞 Géshū（血会）

【穴名来源】膈，横膈；俞，输注。本穴是膈气转输于后背体表的部位。

【精准定位】在脊柱区，第7胸椎棘突下，后正中线旁开1.5寸。

【功能】理气降逆，活血通脉。

【主治】咯血，衄血，便血，胸痛，胸闷，呕吐，盗汗，荨麻疹。

【自我保健】指压按摩：用指腹揉按膈俞，以局部酸胀为度。灸法：艾条灸10~20分钟。

肝俞 Gānshū（背俞穴）

【穴名来源】肝，肝脏；俞，输注。本人是肝气转输于后背体表的部位。

【精准定位】在脊柱区，第9胸椎棘突下，后正中线旁开1.5寸。

【功能】疏肝理气，利胆解郁。

【主治】黄疸目赤痛痒，雀目，青盲，目视不明。咳血，吐血，鼻衄。

【自我保健】指压按摩：用指腹揉按肝俞，以局部酸胀为度。灸法：艾条灸10~20分钟。

胆俞 Dǎnshū（背俞穴）

【穴名来源】胆，胆腑，俞，输注。本穴是胆腑之气转输于后背体表的部位。

【精准定位】在脊柱区，第10胸椎棘突下，后正中线旁开1.5寸。

【功能】疏肝利胆，养阴清热，和胃降逆。

【主治】黄疸，口苦，胸痛，腋下肿痛，潮热，头痛，失眠。

【自我保健】指压按摩：用指腹揉按胆俞，以局部酸胀为度。灸法：艾条灸10~20分钟。

脾俞 Píshū（背俞穴）

【穴名来源】脾，脾脏；俞，输注。本穴是脾气转输于后背体表的部位。

【精准定位】在脊柱区，第11胸椎棘突下，后正中线旁开1.5寸。

【功能】健脾统血，和胃益气。

【主治】腹胀，呕吐，痢疾，胃痛，吐血，便血，尿血，糖尿病。

【自我保健】指压按摩：用指腹揉按脾俞，以局部酸胀为度。灸法：艾条灸10~20分钟。

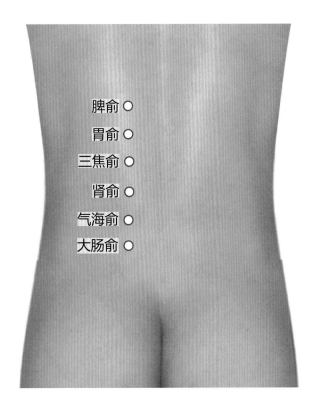

脾俞 ○
胃俞 ○
三焦俞 ○
肾俞 ○
气海俞 ○
大肠俞 ○

脾俞 ○
胃俞 ○
三焦俞 ○
肾俞 ○
气海俞 ○
大肠俞 ○

胃俞 Wèishū（背俞穴）

【穴名来源】胃，胃腑；俞，输注。本穴是胃气转输于后背体表的部位。

【精准定位】在脊柱区，第 12 胸椎棘突下，后正中线旁开 1.5 寸。

【功能】和胃健脾，消食利湿。

【主治】胃脘痛，反胃，呕吐，肠鸣，泄泻，痢疾，小儿疳积。

【自我保健】指压按摩：用指腹揉按胃俞，以局部酸胀为度。灸法：艾条灸 10~20 分钟。

三焦俞 Sānjiāoshū（背俞穴）

【穴名来源】三焦，六腑之一；俞，输注。本穴是三焦之气转输于后背体表的部位。

【精准定位】在脊柱区，第 1 腰椎棘突下，后正中线旁开 1.5 寸。

【功能】调三焦，利水道，益元气，强腰膝。

【主治】水肿，小便不利，遗尿，腹水，肠鸣泄泻。

【自我保健】指压按摩：用指腹揉按三焦俞，以局部酸胀为度。灸法：艾条灸 10~20 分钟。

肾俞 Shènshū（背俞穴）

【穴名来源】肾，肾脏；俞，输注。本穴是肾气转输于后背体表的部位。

【精准定位】在脊柱区，第 2 腰椎棘突下，后正中线旁开 1.5 寸。

【功能】益肾强腰，壮阳利水，明目聪耳。

【主治】遗精，阳痿，月经不调，水肿，腰膝酸痛；眼花，耳鸣，耳聋。

【自我保健】指压按摩：用指腹揉按肾俞，以局部酸胀为度。灸法：艾条灸 10~20 分钟。

气海俞 Qìhǎishū

【穴名来源】气海，元气之海；俞，输注。前应气海，是元气转输于后背体表的部位。

【精准定位】在脊柱区，第 3 腰椎棘突下，后正中线旁开 1.5 寸。

【功能】补肾壮阳，行气活血。

【主治】痛经，痔漏，腰痛，腿膝不利。

【自我保健】指压按摩：用指腹揉按气海俞，以局部酸胀为度。灸法：艾条灸 10~20 分钟。

大肠俞 Dàchángshū（背俞穴）

【穴名来源】大肠，六腑之一；俞，输注。是大肠之气转输于后背体表的部位。
【精准定位】在脊柱，当第4腰椎棘突下，后正中线旁开1.5寸。
【功能】疏调肠胃，理气化滞。
【主治】腹痛，腹胀，泄泻，肠鸣，便秘，痢疾，腰背强痛等。
【自我保健】指压按摩：用指腹揉按大肠俞，以局部酸胀为度。灸法：艾条灸10~20分钟。

关元俞 Guānyuánshū

【穴名来源】关，关藏；元，元气；俞，输注。前应关元，能治虚损诸疾，是关藏的元阴元阳之气转输于后背体表的部位。
【精准定位】在脊柱区，第5腰椎棘突下，后正中线旁开1.5寸。
【功能】培元固本，调理下焦。
【主治】腹胀，泄泻，小便不利，遗尿，腰痛。
【自我保健】指压按摩：用指腹揉按关元俞，以局部酸胀为度。灸法：艾条灸10~20分钟。

小肠俞 Xiǎochángshū（背俞穴）

【穴名来源】小肠，六腑之一；俞，输注。是小肠之气转输于后背体表的部位。
【精准定位】在骶区，横平第1骶后孔，骶正中嵴旁1.5寸。
【功能】清热利湿，通调二便。
【主治】痢疾，泄泻，疝气，痔疾。
【自我保健】指压按摩：用指腹揉按小肠俞，以局部酸胀为度。灸法：艾条灸10~20分钟。

膀胱俞 Pángguāngshū（背俞穴）

【穴名来源】膀胱，六腑之一；俞，输注。是膀胱之气转输于后背体表的部位。
【精准定位】在骶区，横平第2骶后孔，骶正中嵴旁1.5寸。
【功能】清热利尿，培补下元。
【主治】小便赤涩，癃闭，遗尿，遗精。
【自我保健】指压按摩：用指腹揉按膀胱俞，以局部酸胀为度。灸法：艾条灸10~20分钟。

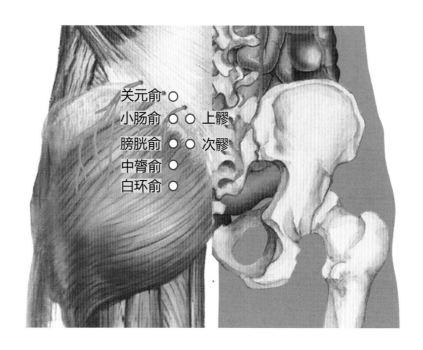

关元俞 ○
小肠俞 ○ ○ 上髎
膀胱俞 ○ ○ 次髎
中膂俞 ○
白环俞 ○

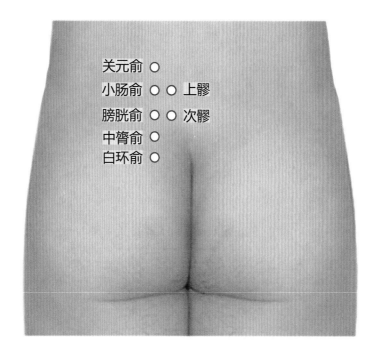

关元俞 ○
小肠俞 ○ ○ 上髎
膀胱俞 ○ ○ 次髎
中膂俞 ○
白环俞 ○

中膂俞 Zhōnglǔshū

【穴名来源】中，中间；膂，挟脊肌肉；俞，输注。穴位约居身体的中部。

【精准定位】在骶区，横平第3骶后孔，骶正中嵴旁1.5寸。

【功能】温阳理气，清热散寒。

【主治】腰脊强痛，消渴，疝气，痢疾。

【自我保健】指压按摩：用指腹揉按中膂俞，以局部酸胀为度。灸法：艾条灸10~20分钟。

白环俞 Báihuánshū

【穴名来源】白，白色；环，玉环；俞，输注。此穴可治妇女白带和男子遗精白浊等症，故名。

【精准定位】在骶区，横平第4骶后孔，骶正中嵴旁1.5寸。

【功能】调理下焦，温经活络。

【主治】白带，月经不调，疝气，遗精，腰腿痛。

【自我保健】指压按摩：用指腹揉按白环俞，以局部酸胀感扩散至臀部为度。灸法：艾条灸5~10分钟。

上髎 Shàngliáo

【穴名来源】上，上下之上；髎，骨隙。本穴适对第一骶后孔。

【精准定位】在骶区，正对第1骶后孔中。

【功能】补益下焦，清热利湿。

【主治】月经不调，带下，遗精，阳痿，阴挺，腰膝酸软。

【自我保健】指压按摩：用指腹揉压上髎，每次3~5分钟。灸法：艾条灸5~10分钟。

次髎 Cìliáo

【穴名来源】次，第2；髎，骨隙。本穴适对第2骶后孔。

【精准定位】在骶区，正对第2骶后孔中。

【功能】补益下焦，清热利湿。

【主治】月经不调，带下，遗精，阳痿，阴挺，腰骶痛，膝软。

【自我保健】指压按摩：用指腹揉压次髎，每次3~5分钟。灸法：艾条灸5~10分钟。

中髎 Zhōngliáo

【穴名来源】中，中间；髎，骨隙。本穴位当第 3 骶后孔。

【精准定位】在骶区，正对第 3 骶孔中。

【功能】补益下焦，清热利湿。

【主治】月经不调，带下，遗精，阳痿，阴挺，腰骶痛，膝软。

【自我保健】指压按摩：用指腹揉压中髎，每次 3~5 分钟。灸法：艾条灸 5~10 分钟。

....

下髎 Xiàliáo

【穴名来源】下，上下之下；髎，骨隙。本穴适对最下的第 4 骶后孔。

【精准定位】在骶区，正对第 4 骶后孔中。

【功能】补益下焦，清热利湿。

【主治】月经不调，带下，遗精，阳痿，阴挺，二便不利，腰骶痛，膝软。

【自我保健】指压按摩：用指腹揉压下髎，每次 3~5 分钟。灸法：艾条灸 5~10 分钟。

....

会阳 Huìyáng

【穴名来源】会，交会；阳，阴阳之阳。穴属阳经，又与阳脉之海的督脉相交，故称会阳。

【精准定位】在骶区，尾骨端旁开 0.5 寸。

【功能】清热利湿，理气升阳。

【主治】泄泻，痢疾，痔疾，便血，阳痿，带下。

【自我保健】指压按摩：用指腹按压会阳，以局部有酸胀感为佳。灸法：艾条灸 5~10 分钟。

....

承扶 Chéngfú

【穴名来源】承，承受；扶，佐助。本穴位于大腿上部，当躯干与下肢分界的臀沟中点，有佐助下肢承受头身重量的作用。

【精准定位】在股后区，臀沟的中点。

【功能】舒筋活络，通调二便。

【主治】腰、骶、臀、股部疼痛，下肢瘫痪，痔疮。

【自我保健】指压按摩：用指腹按压承扶，以局部有酸胀感为佳。灸法：艾条灸 10~20 分钟。

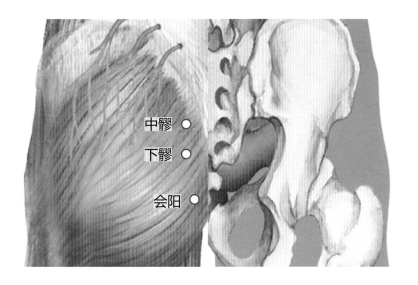

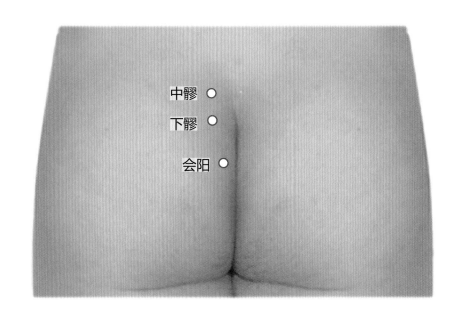

殷门 Yīnmén

【穴名来源】殷，深厚，正中；门，门户。穴在大腿后面正中，局部肌肉深厚，为膀胱经气通过之门户。

【精准定位】在股后区，臀沟下 6 寸，股二头肌与半腱肌之间。

【功能】舒筋通络，强健腰腿。

【主治】腰、骶、臀、股部疼痛，下肢瘫痪。

【自我保健】指压按摩：用指腹按压殷门，以局部有酸胀感为佳。灸法：艾条灸 10~20 分钟。

浮郄 Fúxì

【穴名来源】浮，顺流；郄，孔隙。本经脉气从股后顺流而下进入穴隙。

【精准定位】在膝后区，腘横纹上 1 寸，股二头肌腱的内侧缘。

【功能】通经活络，舒筋利节。

【主治】腰、骶、臀、股部疼痛，腘筋挛急，下肢瘫痪。

【自我保健】指压按摩：用指腹点按浮郄，以局部有酸胀感为佳。灸法：艾条灸 10~20 分钟。

委阳 Wěiyáng （三焦下合穴）

【穴名来源】委，弯曲；阳，阴阳之阳，外属阳。穴在腘窝横纹中，委中穴外侧。

【精准定位】在膝部，腘横纹上，当股二头肌腱内侧缘。

【功能】通利三焦，舒筋通络。

【主治】排尿困难，水肿，便秘，腰背部疼痛。

【自我保健】指压按摩：用指腹点按委阳，以局部有酸胀感为佳。灸法：艾条灸 10~20 分钟。

委中 Wěizhōng （合穴、膀胱下合穴）

【穴名来源】委，弯曲；中，中间。穴在腘窝横纹中点。

【精准定位】在膝后区，腘横纹中点。

【功能】清暑泄热，凉血解毒，醒脑安神，舒筋活络。

【主治】腰脊痛，半身不遂，皮肤瘙痒。腹痛，吐泻。

【自我保健】指压按摩：用拇指指腹点按委中，以产生沉、麻、胀感，并向下传导至足部为佳。灸法：艾条灸 10~20 分钟。

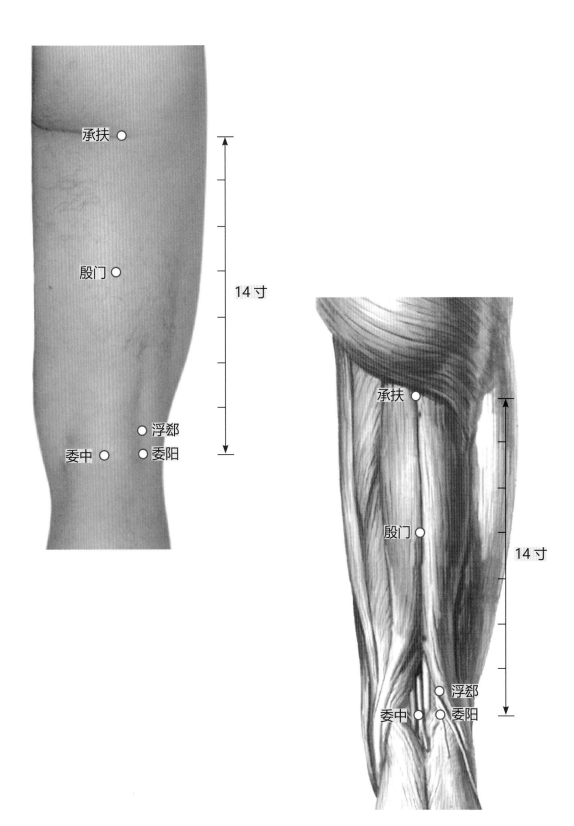

附分 Fùfēn

【穴名来源】附，依附，分，分离。膀胱经自肩胛部分为两行，本穴居第2行之首，附于第1行之旁。

【精准定位】在脊柱区，第2胸椎棘突下，后正中线旁开3寸。

【功能】祛风散邪，疏通经络。

【主治】肩背拘急疼痛，颈项强痛，肘臂麻木疼痛。

【自我保健】指压按摩：用指腹点按附分，以局部有酸胀感为佳。灸法：艾条灸10~20分钟。

魄户 Pòhù

【穴名来源】魄，肺脏之灵气；户，门户。肺藏魄，魄指肺；穴在肺俞外侧，如肺气出入之门户。

【精准定位】在脊柱区，第3胸椎棘突下，后正中线旁开3寸。

【功能】补肺滋阴，下气降逆。

【主治】咳嗽，气喘，项强，肩背痛。

【自我保健】指压按摩：用指腹点按魄户，以局部有酸胀感为佳。灸法：艾条灸10~20分钟。

膏肓 Gāohuāng

【穴名来源】膏，膏脂；肓，肓膜。在此指心下膈上的膏脂肓膜。因近于心包故被看作心包组成部分。穴与厥阴俞并列，因名膏肓。

【精准定位】在脊柱区，第4胸椎棘突下，后正中线旁开3寸。

【功能】补虚益损，调理肺气。

【主治】咳嗽，气喘，盗汗，健忘，遗精，完谷不化。

【自我保健】指压按摩：用指腹点按膏肓，以局部有酸胀感为佳。灸法：艾条灸20~30分钟。

神堂 Shéntáng

【穴名来源】神，神灵；堂，殿堂。心藏神，神指心，穴在心俞外侧，如心神所居之殿堂。

【精准定位】在脊柱区，第5胸椎棘突下，后正中线旁开3寸。

【功能】宁心安神，活血通络。

【主治】心痛，心悸，心烦胸闷，失眠，健忘，梦遗，盗汗。

【自我保健】指压按摩：用指腹点按神堂，以局部有酸胀感为佳。灸法：艾条灸20~30分钟。

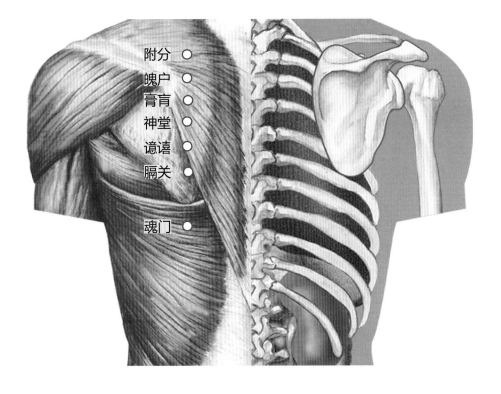

附分
魄户
膏肓
神堂
譩譆
膈关

魂门

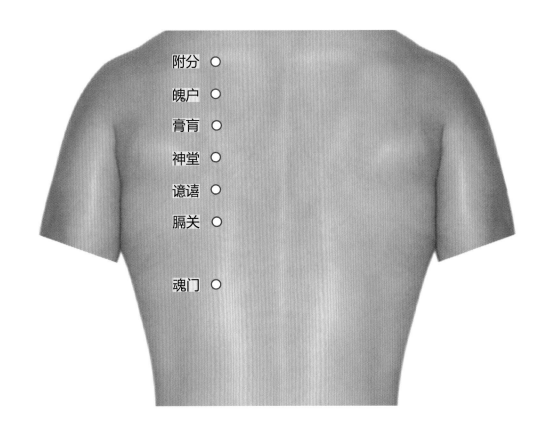

附分

魄户

膏肓

神堂

譩譆

膈关

魂门

谚谑 Yìxǐ

【穴名来源】谚谑，一种声音。取穴时，令病人发谚谑声，医生能感到穴位局部动应手指，故名。

【精准定位】在脊柱区，第6胸椎棘突下，后正中线旁开3寸处。

【功能】止咳平喘，通窍活络。

【主治】咳嗽，气喘，肩背痛。

【自我保健】指压按摩：用指腹点按谚谑，以局部有酸胀感为佳。灸法：艾条灸5~10分钟。

膈关 Géguān

【穴名来源】膈，横膈；关，关隘。穴在膈俞外侧，喻之为治疗横膈疾患的关隘。

【精准定位】在脊柱区，第7胸椎棘突下，后正中线旁开3寸。

【功能】理气宽胸，和胃降逆。

【主治】消化不良，呕吐，嗳气，脊背强痛。

【自我保健】指压按摩：用指腹点按膈关，以局部有酸胀感为佳。灸法：艾条灸5~10分钟。

魂门 Húnmén

【穴名来源】魂，灵魂；门，门户。肝藏魂，魂指肝，穴在肝俞外侧，如肝气出入之门户。

【精准定位】在脊柱区，第9胸椎棘突下，后正中线旁开3寸处。

【功能】疏肝理气，健脾和胃。

【主治】胸胁胀痛，饮食不下，呕吐，肠鸣泄泻，背痛。

【自我保健】指压按摩：用指腹点按魂门，以局部有酸胀感为佳。灸法：艾条灸5~10分钟。

阳纲 Yánggāng

【穴名来源】阳，阴阳之阳；纲，纲要。胆属阳，"十一脏皆取决于胆"，穴在胆俞外侧，故名阳纲。

【精准定位】在脊柱区，第 10 胸椎棘突下，后正中线旁开 3 寸。

【功能】清热利胆，和中化滞。

【主治】泄泻，黄疸，腹痛，肠鸣，糖尿病。

【自我保健】指压按摩：用指腹点按阳纲，以局部有酸胀感为佳。灸法：艾条灸 5~10 分钟。

意舍 Yìshè

【穴名来源】意，意念；舍，宅舍。脾藏意；穴在脾俞外侧，如脾气之宅舍。

【精准定位】在脊柱区，第 11 胸椎棘突下，后正中线旁开 3 寸处。

【功能】健脾和胃，清热利湿。

【主治】腹胀，泄泻，呕吐，食欲不佳。

【自我保健】指压按摩：用指腹点按意舍，以局部有酸胀感为佳。灸法：艾条灸 10~15 分钟。

胃仓 Wèicāng

【穴名来源】胃，胃腑；仓，粮仓。胃为"仓廪之官"；穴在胃俞外侧，胃主纳谷，犹如粮仓，故称胃仓。

【精准定位】在脊柱区，第 12 胸椎棘突下，后正中线旁开 3 寸处。

【功能】健脾和胃，消积导滞。

【主治】胃痛，小儿食积，腹胀，水肿，脊背痛。

【自我保健】指压按摩：用指腹点按胃仓，以局部有酸胀感为佳。灸法：艾条灸 10~30 分钟。

肓门 Huāngmén

【穴名来源】肓，肓膜；门，门户。穴在三焦俞外侧，如肓膜之气出入的门户。

【精准定位】在腰区，第 1 腰椎棘突下，后正中线旁开 3 寸处。

【功能】调理肠胃，化滞消痞。

【主治】痞块，乳腺炎，上腹痛，便秘，腰肌劳损。

【自我保健】指压按摩：用指腹点按肓门，以局部有酸胀感为佳。灸法：艾条灸 5~10 分钟。

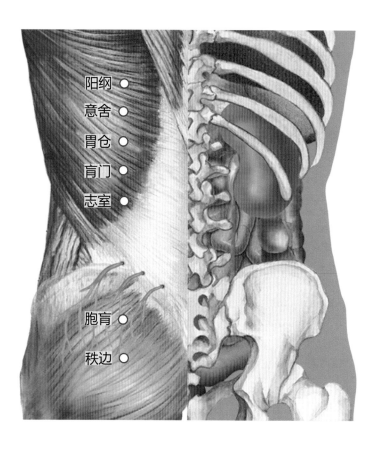

阳纲

意舍

胃仓

肓门

志室

胞肓

秩边

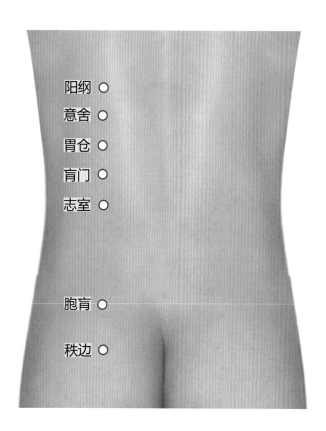

阳纲

意舍

胃仓

肓门

志室

胞肓

秩边

志室 Zhìshì

【穴名来源】志，志意；室，房室。肾藏志；穴在肾俞外侧，如肾气聚集之房室。

【精准定位】在腰区，第2腰椎棘突下，后正中线旁开3寸处。

【功能】补肾益精，调经止带，利湿通淋，强壮腰膝。

【主治】遗精，阳痿，阴痛水肿，小便不利，腰脊强痛。

【自我保健】指压按摩:用按摩锤或手握空拳捶打志室，以局部有酸胀感为佳。
灸法：艾条灸10~20分钟。

胞肓 Bāohuāng

【穴名来源】胞，囊袋，在此主要指膀胱；肓，肓膜。穴齐膀胱俞外侧。

【精准定位】在骶区，横平第2骶后孔，骶正中嵴旁开3寸。

【功能】补肾壮腰，舒筋活络。

【主治】小便不利，腰脊痛，腹胀，肠鸣，便秘。

【自我保健】指压按摩:用按摩捶或手握空拳捶打胞肓，以局部有酸胀感为佳。
灸法：艾条灸5~10分钟。

秩边 Zhìbiān

【穴名来源】秩，秩序；边，边缘。膀胱经的背部诸穴，排列有序，本穴居其最下边。

【精准定位】在骶区，横平第4骶后孔，骶正中嵴旁开3寸。

【功能】舒筋通络，强健腰膝，疏调下焦。

【主治】腰骶痛，下肢痿痹，痔疾，大、小便不利。

【自我保健】指压按摩：点按秩边，以局部酸胀，有麻电感向下肢放散为佳。
灸法：艾条灸10~20分钟。

合阳 Héyáng

【穴名来源】合，汇合；阳，阴阳之阳。本经自项而下分成两支，行至委中与本穴则合而下行。

【精准定位】在小腿后区，腘横纹下2寸，腓肠肌内、外侧头之间。

【功能】活血调经，舒筋通络，强健腰膝。

【主治】腰脊痛，下肢酸痛，痿痹，崩漏，带下。

【自我保健】指压按摩：用指腹揉压合阳，以局部酸胀为佳。灸法：艾条灸10~20分钟。

承筋 Chéngjīn

【穴名来源】穴在腓肠肌处，这是小腿部的主要筋肉。

【精准定位】小腿后区，腘横纹下 5 寸，腓肠肌肌腹之间。

【功能】舒筋通络，强健腰膝，通调大肠。

【主治】小腿痛，抽筋，腰背拘急，痔疮。

【自我保健】指压按摩：用指腹揉压承筋，以局部酸胀为佳。灸法：艾条灸 10~20 分钟。

承山 Chéngshān

【穴名来源】承，承受；山，山岭。腓肠肌的肌腹高突如山，穴在其下，有承受之势。

【精准定位】在小腿后区，腓肠肌两肌腹与肌腱交角处。

【功能】舒筋活络，调理肠腑。

【主治】痔疮，便秘，脱肛，鼻衄，疝气，腰背痛，腿痛。

【自我保健】指压按摩：用指腹揉压承山，以局部酸胀为佳。灸法：艾条灸 10~20 分钟。

飞扬 Fēiyáng （络穴）

【穴名来源】飞，飞翔；扬，向上扬起。穴在小腿外侧，本经之络脉从此处飞离而去络肾经。

【精准定位】在小腿后区，昆仑直上 7 寸，腓肠肌外下缘与跟腱移行处。

【功能】舒筋活络，清热消肿。

【主治】头痛，目眩，鼻衄，痛风足趾不得屈伸，痔疮，癫狂。

【自我保健】指压按摩：用指甲掐按飞扬，以局部酸胀为佳。灸法：艾条灸 5~10 分钟。

跗阳 Fūyáng （阳跷郄穴）

【穴名来源】跗，足背；阳，阴阳之阳。穴在足背外上方。

【精准定位】在小腿后区，昆仑直上 3 寸，腓骨与跟腱之间。

【功能】通经活络，清热散风。

【主治】腰、骶、髋、股后外疼痛，头痛，头重。

【自我保健】指压按摩：用指腹揉压承筋，以局部酸胀为佳。灸法：艾条灸 5~10 分钟。

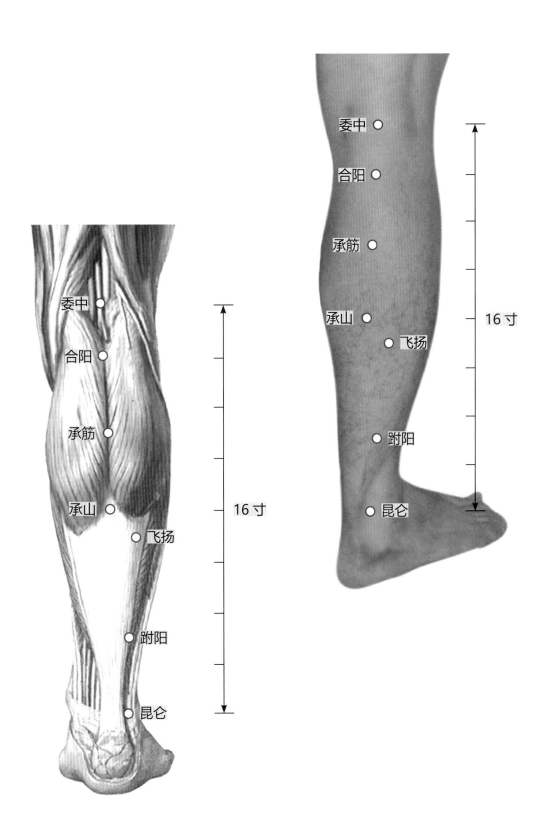

委中
合阳
承筋
承山
飞扬
跗阳
昆仑

16寸

委中
合阳
承筋
承山
飞扬
跗阳
昆仑

16寸

昆仑 Kūnlún （经穴）

【穴名来源】昆仑，山名；外踝高突如山，故比作昆仑，穴在其后。

【精准定位】在踝区，外踝尖与跟腱之间的凹陷中。

【功能】舒筋活络，清头明目。

【主治】头痛，目眩，项强，腰骶疼痛，脚跟肿痛，难产，疟疾。

【自我保健】指压按摩：曲食指，用指关节揉压昆仑，以局部酸胀为佳。灸法：艾条灸 10~20 分钟。

仆参 Púcān

【穴名来源】仆，仆人；参，参拜。穴在足跟外侧，参拜时此处最容易显露。

【精准定位】昆仑穴直下，跟骨外侧，赤白肉际处。

【功能】舒筋骨，利腰腿。

【主治】下肢麻木，足跟痛，脚气，膝肿，癫痫。

【自我保健】指压按摩：用指甲掐按仆参，以局部酸胀为佳。灸法：艾条灸 5~10 分钟。

申脉 Shēnmài （八脉交会穴通阳跷）

【穴名来源】申，通"伸"，伸展；脉，经脉。穴属膀胱经，又是阳跷脉的起点，由此向阳跷脉伸展。

【精准定位】在踝区，外踝尖直下外踝下缘与跟骨之间凹陷中。

【功能】活血理气，宁志安神。

【主治】失眠，癫痫，中风不省人事。偏正头痛，眩晕。

【自我保健】指压按摩：用指甲掐按申脉，以局部酸胀为佳。灸法：艾条灸 5~10 分钟。

金门 Jīnmén （郄穴）

【穴名来源】金，金银之金，在此指阳维脉；门，门户。穴属足太阳经，又是阳维脉所生之处，故喻为进入阳维脉之门户。

【精准定位】在足背，外踝前缘直下，第 5 跖骨粗隆后方，骰骨下缘凹陷中。

【功能】通经活络，清脑安神。

【主治】牙痛，肩背痛，腰膝酸痛，下肢麻木，外踝红肿，足部扭伤。

【自我保健】指压按摩：用指甲掐按金门，以局部酸胀为佳。灸法：艾条灸 5~10 分钟。

京骨 Jīnggǔ（原穴）

【穴名来源】京骨，第5跖骨粗隆古称京骨。穴在其前下方，故名。

【精准定位】在跖区，第5跖骨粗隆前下方，赤白肉际处。

【功能】清热散风，宁心安神。

【主治】头痛，眩晕，半身不遂，癫痫。

【自我保健】指压按摩：用指甲掐按京骨，以局部酸胀为佳。灸法：艾条灸 5~10 分钟。

束骨 Shùgǔ（输穴）

【穴名来源】束骨，第5跖骨小头古称束骨。穴在其后上方，故名。

【精准定位】在跖区，第5跖趾关节的近端，赤白肉际处。

【功能】通经活络，清热散风。

【主治】头痛，眩晕，目赤目翳，鼻塞鼻衄。癫狂，惊痫。颈强，腰背痛，背生疔疮，痔疮，下肢后侧痛。

【自我保健】指压按摩：用指甲掐按束骨，以局部酸胀为佳。灸法：艾条灸 5~10 分钟。

足通谷 Zútōnggǔ（荥穴）

【穴名来源】足，足部；通，通过；谷，山谷。穴在足部，该处凹陷如谷，脉气由此通过。

【精准定位】在足趾，第5跖趾关节的远端，赤白肉际处。

【功能】疏通经气，安神益智。

【主治】头痛，项强，目眩，癫狂。

【自我保健】指压按摩：用指甲掐按足通谷，以局部酸胀为佳。灸法：艾条灸 5~10 分钟。

至阴 Zhìyīn （井穴）

【**穴名来源**】至，到达；阴，阴阳之阴。在此指足少阴经。此系膀胱经末穴，从这里到达足少阴经。

【**精准定位**】在足趾，小趾末节外侧，趾甲根角侧后方 0.1 寸（指寸）。

【**功能**】活血理气，正胎催产，清头明目。

【**主治**】头痛，鼻塞，鼻衄，目痛。胞衣不下，胎位不正，难产。

【**自我保健**】指压按摩：用指甲掐按至阴，以局部酸胀为佳。灸法：艾条灸 10~20 分钟。

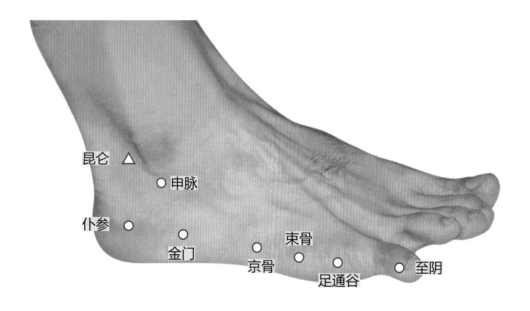

昆仑 △
申脉
仆参
金门
京骨
束骨
足通谷
至阴

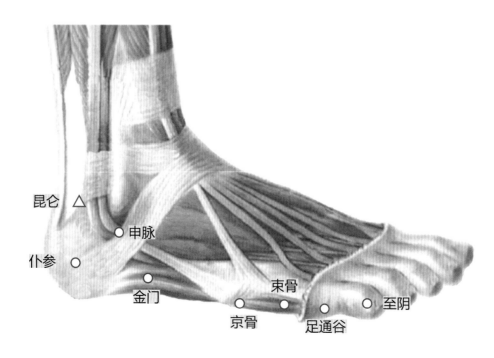

昆仑 △
申脉
仆参
金门
京骨
束骨
足通谷
至阴

9 第九章
足少阴肾经

经脉循行

　　足少阴肾经:从脚小趾下边开始,斜向脚底心(涌泉),出于舟骨粗隆下(然谷、照海、水泉),沿内踝之后(太溪),分支进入脚跟中(大钟);上向小腿内(复溜,交信;会三阴交),出腘窝内侧(筑宾、阴谷),上大腿内后侧,通过脊柱属于肾,络于膀胱。

　　它直行的主脉:从肾向上,通过肝、膈,进入肺中,沿着喉咙,夹舌根旁。

　　它的支脉:从肺出来,络于心,流注于胸中,接手厥阴心包经。

主治病候

　　本经腧穴主治妇科病,前阴病,肾、肺、咽喉病及经脉循行位置的病症。如咳血,气喘,咽喉肿痛,水肿,大便秘结,泄泻,腰痛,脊股内后侧痛,痿弱无力,足心热等症。

经穴歌诀

肾经经穴歌

足少阴穴二十七,涌泉然谷太溪溢,大钟水泉通照海,复溜交信筑宾实,阴谷膝内跗骨后,以上从足走至膝,横骨大赫联气穴,四满中注肓俞脐,商曲石关阴都密,通谷幽门寸半脐,折量腹上分十一,步廊神封膺灵墟,神藏或中俞府全。(左右共五十四穴)

足少阴肾经图

涌泉 Yǒngquán
然谷 Rángǔ
大钟 Dàzhōng
水泉 Shuǐquán
太溪 Tàixī
照海 Zhàohǎi
复溜 Fùliū
交信 Jiāoxìn
筑宾 Zhùbīn
阴谷 Yīngǔ
横骨 Hénggǔ
大赫 Dàhè
气穴 Qìxué
四满 Sìmǎn
中注 Zhōngzhù
肓俞 Huāngshū
商曲 Shāngqū
阴都 Yīndū
石关 Shíguān
腹通谷 Fùtōnggǔ
幽门 Yōumén
步廊 Bùláng
神封 Shénfēng
灵墟 Língxū
神藏 Shéncáng
彧中 Yùzhōng
俞府 Shūfǔ

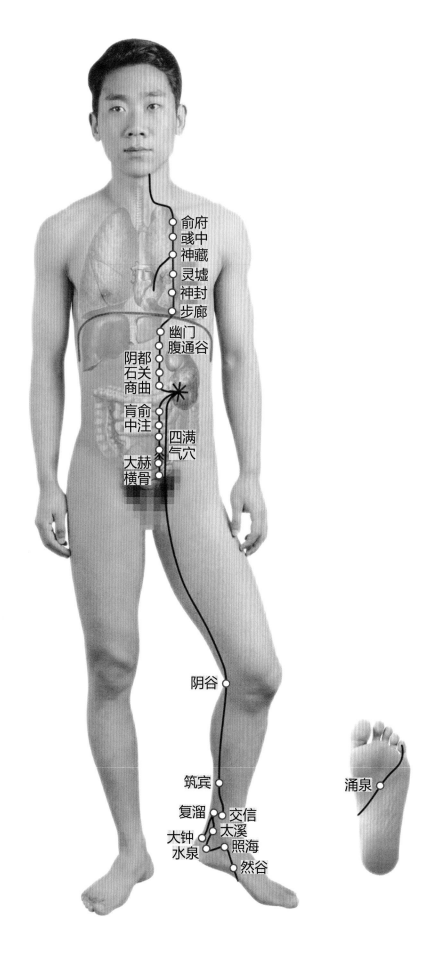

俞府
彧中
神藏
灵墟
神封
步廊
幽门
腹通谷
阴都
石关
商曲
肓俞
中注
四满
气穴
大赫
横骨

阴谷

筑宾
复溜
大钟
水泉
交信
太溪
照海
然谷

涌泉

涌泉 Yǒngquán （井穴）

【穴名来源】涌，涌出；泉，水泉。水上出为涌泉。穴居足心陷中，经气自下而上，如涌出之水泉。

【精准定位】在足底，屈足卷趾时足心最凹陷处。

【功能】滋阴益肾，平肝息风、醒脑开窍。

【主治】头痛，头晕，咽喉肿痛，难产，下肢瘫痪。

【自我保健】指压按摩：用拇指或食指指腹按揉涌泉，以局部胀痛或扩散至整个足底部为佳。灸法：艾条灸5~10分钟。

然谷 Rángǔ （荥穴）

【穴名来源】然，然骨；谷，山谷。古称舟骨粗隆为然骨。穴在其下方凹陷处，故名。

【精准定位】在足内侧，足舟骨粗隆下方，赤白肉际处。

【功能】滋阴补肾，清热利湿。

【主治】月经不调，胸胁胀满。

【自我保健】指压按摩：用拇指指腹按揉然谷，每次1~3分钟。灸法：艾条灸5~10分钟。

太溪 Tàixī （输穴、原穴）

【穴名来源】太，甚大；溪，沟溪。穴在内踝与跟腱之间的间陷中，如居大的沟溪之中。

【精准定位】在踝区，内踝尖与跟腱之间的凹陷中。

【功能】滋阴益肾，培土生金。

【主治】遗精，阳痿，小便频，水肿，不孕，失眠，咽喉肿痛，耳鸣耳聋，夜盲，足跟痛，腰痛，脱发，糖尿病。

【自我保健】指压按摩：用拇指指腹按压太溪，每次3~5分钟。灸法：艾条灸5~10分钟。

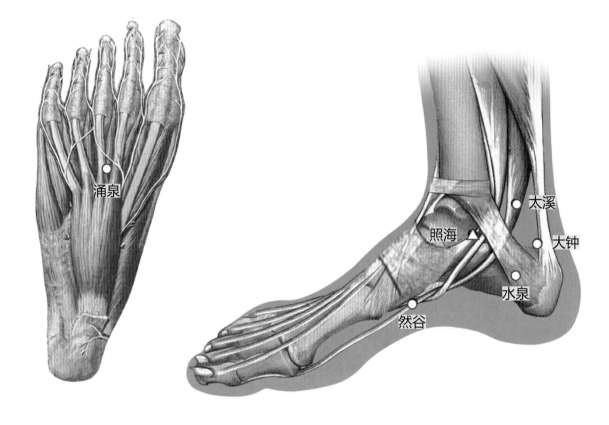

涌泉

太溪
大钟
照海 △
水泉
然谷

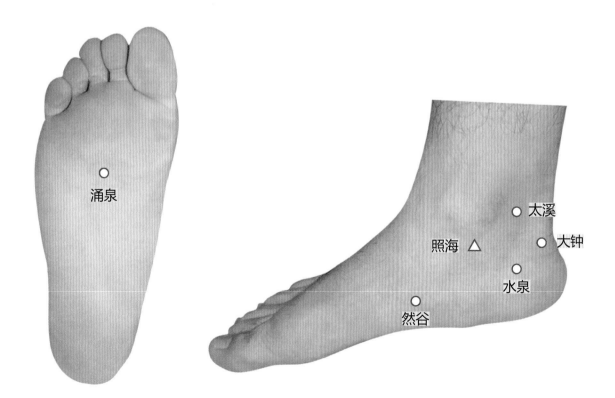

涌泉

太溪
大钟
照海 △
水泉
然谷

大钟 Dàzhōng（络穴）

【穴名来源】大，大小之大；钟，通"踵"，即足跟。穴在足跟，其骨较大，故名大钟。

【精准定位】在跟区，内踝后下方，跟骨上缘，跟腱附着部前缘凹陷中。

【功能】利水消肿，益肾调经，清热安神。

【主治】咽喉肿痛，月经不调，遗精，腹泻，腰脊强痛。

【自我保健】指压按摩：用拇指指腹按揉大钟，每次 1~3 分钟。灸法：艾条灸 5~10 分钟。

水泉 Shuǐquán （郄穴）

【穴名来源】水，水液，泉，水泉。肾主水，能治小便淋漓的水泉病。

【精准定位】在跟区，太溪直下 1 寸，跟骨结节内侧凹陷中。

【功能】利水消肿，活血调经。

【主治】月经不调，痛经，阴挺，腹痛，目昏花，足跟痛。

【自我保健】指压按摩：常用指腹按揉水泉，每次 1~3 分钟。灸法：艾条灸 5~10 分钟。

照海 Zhàohǎi （八脉交会穴通阴跷）

【穴名来源】照，光照；海，海洋。穴属肾经，气盛如海，意为肾中真阳，可光照周身。

【精准定位】在踝区，内踝尖下 1 寸，内踝下缘边际凹陷中。

【功能】滋阴调经，息风止痉，利咽安神。

【主治】咽喉肿痛，气喘，便秘，月经不调，遗精，遗尿，肾虚失眠。

【自我保健】指压按摩：用拇指指腹按压照海，每次 3~5 分钟。灸法：艾条灸 5~10 分钟。

复溜 Fùliū（经穴）

【穴名来源】复，同"伏"，深伏；溜，流动。穴在太溪直上，肾经之经气，经太溪复上行流注于此穴。

【精准定位】在小腿内侧，太溪直上 2 寸，跟腱的前缘。

【功能】发汗解表，温阳利水。

【主治】水肿，腹胀，腰脊强痛，盗汗，自汗。

【自我保健】指压按摩：用拇指指腹按压复溜，以局部酸麻为佳。灸法：艾条灸 10~15 分钟。

交信 Jiāoxìn （阴跷郄穴）

【穴名来源】交，交会；信，信用，五常之一，属土，指脾。古以仁、义、礼、智、信"五德"配属五行，信属脾土。足少阴经由本穴交会于脾经三阴交，故而得名。

【精准定位】在小腿内侧，内踝尖上2寸，胫骨内侧缘后际凹陷中。

【功能】益肾调经，清热利尿。

【主治】月经不调，睾丸肿痛，阴痒，泄泻，便秘。

【自我保健】指压按摩：用指甲掐压交信，以局部酸麻为佳。灸法：艾条灸10~15分钟。

筑宾 Zhùbīn （阴维郄穴）

【穴名来源】筑，强健；宾，通"膑"，泛指膝和小腿。穴在小腿内侧，有使腿膝坚实的作用。

【精准定位】在小腿内侧，太溪直上5寸，比目鱼肌与跟腱之间。

【功能】调补肝肾，清热利湿。

【主治】癫、狂、痫，不孕，小腿内侧痛。

【自我保健】指压按摩：用拇指指腹按压筑宾，以局部酸麻为佳。灸法：艾条灸10~15分钟。

阴谷 Yīngǔ（合穴）

【穴名来源】阴，阳阳之阴，内为阴；谷，山谷。穴在膝关节内侧，局部凹陷如谷。

【精准定位】在膝后区，腘横纹上，半腱肌肌腱外侧缘。

【功能】益肾助阳，理气止痛。

【主治】前阴、少腹疼痛，阳痿，阴囊湿痒，月经不调。

【自我保健】指压按摩：用指腹按压阴谷，以局部酸麻为佳。灸法：艾条灸10~15分钟。

横骨 Hénggǔ

【穴名来源】横骨，为耻骨之古称。穴在横骨上缘，故名。

【精准定位】在下腹部，脐中下5寸，前正中线旁开0.5寸。

【功能】涩精举阳，通利下焦。

【主治】腹胀，腹痛，泄泻，便秘。

【自我保健】指压按摩：用拇指指腹按压横骨，以局部酸麻为佳。灸法：艾条灸10~15分钟。

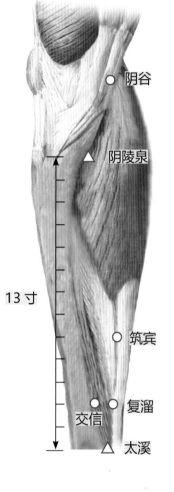

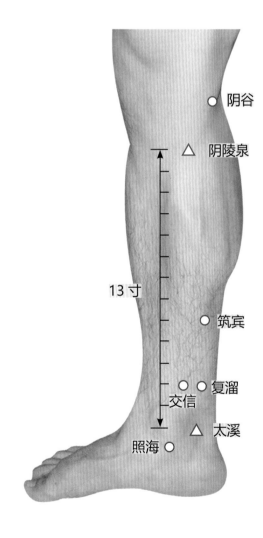

阴谷

△ 阴陵泉

13 寸

筑宾

复溜

交信

△ 太溪

阴谷

△ 阴陵泉

13 寸

筑宾

复溜

交信

△ 太溪

照海

大赫 Dàhè

【穴名来源】大，大小之大；赫，显赫，有盛大之意。为下焦元气充盛之处。

【精准定位】在下腹部，脐中下4寸，前正中线旁开0.5寸。

【功能】涩精止带，调经止痛。

【主治】遗精，月经不调，子宫脱垂，痛经，不孕，带下。

【自我保健】指压按摩：用指腹从上往下推按大赫，以局部酸麻为佳。灸法：艾条灸10~15分钟。

气穴 Qìxué

【穴名来源】气，气血的气，在此指肾气；穴，土室。穴在关元旁，为肾气藏聚之室。

【精准定位】在下腹部，脐中下3寸，前正中线旁开0.5寸。

【功能】止泄泻，理下焦，调冲任，益肾气。

【主治】月经不调，不孕症，小便不通，遗精，阳痿，阴茎痛。

【自我保健】指压按摩：用拇指指腹按压气穴，以局部酸麻为佳。灸法：艾条灸10~15分钟。

四满 Sìmǎn

【穴名来源】四，第4；满，充满。此乃肾经入腹的第4穴，可治腹部胀满。

【精准定位】在下腹部，脐中下2寸，前正中线旁开0.5寸。

【功能】理气健脾，调经止泻，清热利湿。

【主治】月经不调，遗尿，遗精，水肿，小腹痛，便秘。

【自我保健】指压按摩：用指腹从上往下推按四满，以局部酸麻为佳。灸法：艾条灸10~15分钟。

中注 Zhōngzhù

【穴名来源】中，中间；注，灌注。肾经之气由此灌注中焦。

【精准定位】在下腹部，脐中下1寸，前正中线旁开0.5寸。

【功能】通便止泻，泄热调经，行气止痛。

【主治】腹胀，呕吐，泄泻，痢疾。

【自我保健】指压按摩：用拇指指腹按压中注，以局部酸麻为佳。灸法：艾条灸5~10分钟。

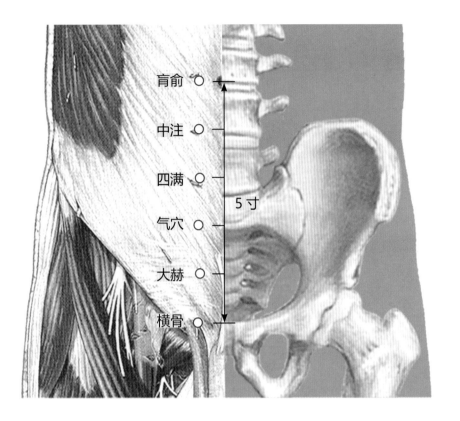

肓俞

中注

四满

5寸

气穴

大赫

横骨

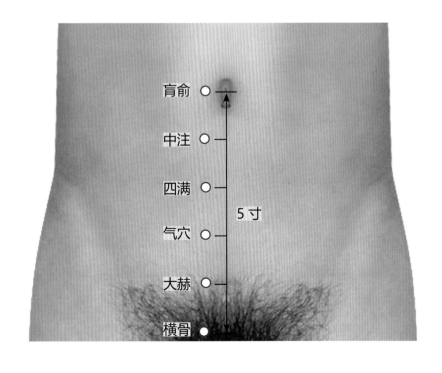

肓俞

中注

四满

5寸

气穴

大赫

横骨

肓俞 Huāngshū

【穴名来源】肓，肓膜；俞，输注。肾经之气由此输注肓膜。

【精准定位】在腹中部，脐中旁开 0.5 寸。

【功能】通便止泻，理气止痛。

【主治】腹痛绕脐，腹胀，呕吐，泄泻，痢疾，便秘。

【自我保健】指压按摩：用指腹从上往下推按肓俞，以局部酸麻为佳。灸法：艾条灸 5~10 分钟。

商曲 Shāngqū

【穴名来源】商，五音之一，属金；曲，弯曲。商为金音，大肠属金，此穴内对肠弯曲处。

【精准定位】在上腹部，脐中上 2 寸，前正中线旁开 0.5 寸。

【功能】理气调肠，和中化湿。

【主治】腹痛绕脐，腹胀，呕吐，泄泻，痢疾，便秘。

【自我保健】指压按摩：用拇指指腹按压商曲，以局部酸麻为佳。灸法：艾条灸 5~10 分钟。

石关 Shíguān

【穴名来源】石，石头，有坚实之意；关，重要。为治腹部坚实病症的要穴。

【精准定位】在上腹部，脐中上 3 寸，前正中线旁开 0.5 寸。

【功能】滋阴清热，和中化滞。

【主治】经闭，带下，妇人产后恶露不止，阴门瘙痒。

【自我保健】指压按摩：用指腹从上往下推按肓俞，以局部酸麻为佳。灸法：艾条灸 5~10 分钟。

阴都 Yīndū

【穴名来源】阴，阴阳之阴，腹为阴；都，会聚。穴在腹部，为水谷聚集之处。

【精准定位】在上腹部，脐中上 4 寸，前正中线旁开 0.5 寸。

【功能】调肠胃，理气血。

【主治】腹胀，肠鸣，腹痛，便秘，妇人不孕。

【自我保健】指压按摩：用指腹从上往下推按阴都，以局部酸麻为佳。灸法：艾条灸 5~10 分钟。

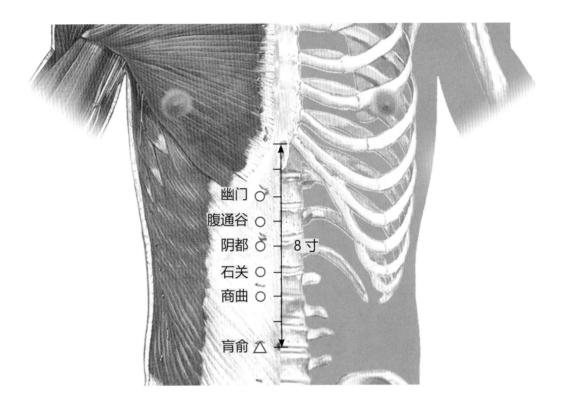

幽门 ○	
腹通谷 ○	
阴都 ○	8寸
石关 ○	
商曲 ○	
肓俞 △	

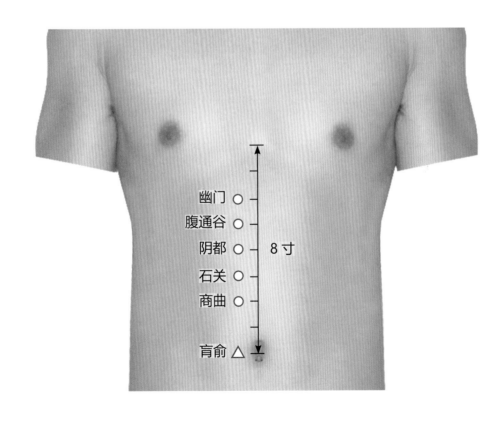

幽门 ○	
腹通谷 ○	
阴都 ○	8寸
石关 ○	
商曲 ○	
肓俞 △	

腹通谷 Fùtōnggǔ

【穴名来源】腹，腹部；通，通过；谷，水谷。穴在腹部，为通过水谷之处。

【精准定位】在上腹部，脐中上 5 寸，前正中线旁开 0.5 寸。

【功能】清心益肾，降逆止呕。

【主治】腹痛，腹胀，呕吐，胸痛，心痛，心悸。

【自我保健】指压按摩：屈指，用指关节用力按压腹通谷，以局部酸胀为佳。灸法：艾条灸 5~10 分钟。

幽门 Yōumén

【穴名来源】幽，隐藏；门，门户。胃之下口称幽门。穴的深部，邻近幽门。

【精准定位】在上腹部，脐中上 6 寸，前正中线旁开 0.5 寸。

【功能】调理肠胃，通乳消痈。

【主治】腹痛，呕吐，消化不良，泄泻，痢疾。

【自我保健】指压按摩：用拇指指腹按压幽门，以局部酸沉为佳。灸法：艾条灸 5~10 分钟。

步廊 Bùláng

【穴名来源】步，步行；廊，走廊。穴当中庭旁，经气至此，如步行于庭堂两侧的走廊。

【精准定位】在胸部，第 5 肋间隙，前正中线旁开 2 寸。

【功能】止咳平喘，补肾纳气。

【主治】咳嗽，哮喘，腹痛，呕吐，泄泻，胸痛，乳腺炎，妊娠呕吐。

【自我保健】指压按摩：用拇指指腹按压幽门，以局部酸沉为佳。灸法：艾条灸 5~10 分钟。

神封 Shénfēng

【穴名来源】神，神灵；封，领属。穴之所为人心脏所属之处。

【精准定位】在胸部，第 4 肋间隙，前正中线旁开 2 寸。

【功能】通乳消痈，利气降逆，止咳平喘。

【主治】咳嗽，哮喘，呕吐，胸痛，乳痛。

【自我保健】指压按摩：揉按神封，每次 3~5 分钟。灸法：艾条灸 5~10 分钟。

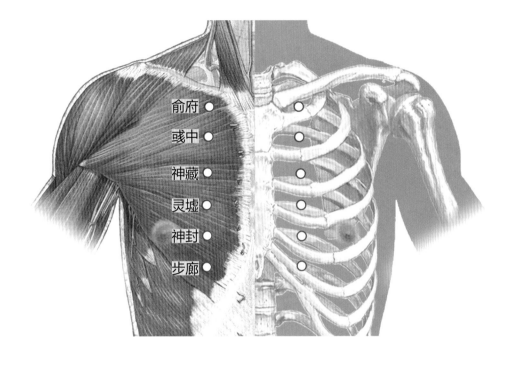

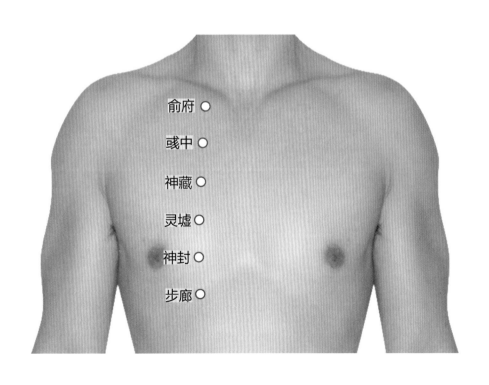

俞府
彧中
神藏
灵墟
神封
步廊

灵墟 Língxū

【穴名来源】灵,神灵;墟,土堆。此穴内应心脏,外当肌肉隆起处,其形如土堆。

【精准定位】在胸部,第3肋间隙,前正中线旁开2寸。

【功能】宽胸理气,清热降逆。

【主治】咳嗽,哮喘,胸痛,乳腺炎。

【自我保健】指压按摩:揉按灵墟,每次3~5分钟。灸法:艾条灸5~10分钟。

神藏 Shéncáng

【穴名来源】神,心所藏之灵气;藏,闭藏。穴当心神闭藏之处。

【精准定位】在胸部,第2肋间隙,前正中线旁开2寸。

【功能】止咳平喘,宽胸理气。

【主治】咳嗽,哮喘,呕吐,胸痛,心烦,妊娠呕吐。

【自我保健】指压按摩:揉按神藏,每次3~5分钟。灸法:艾条灸5~10分钟。

彧中 Yùzhōng

【穴名来源】彧,通"郁"。茂盛之意;中,中间。穴当肾之经气行于胸中大盛之处。

【精准定位】在胸部,第1肋间隙,前正中线旁开2寸。

【功能】止咳平喘,降逆止呕。

【主治】咳嗽,胸闷,哮喘,呕吐,食欲不振。

【自我保健】指压按摩:揉按彧中,每次3~5分钟。灸法:艾条灸5~10分钟。

俞府 Shūfǔ

【穴名来源】俞,输注;府,通"腑"。肾之经气出此输入内腑。

【精准定位】在胸部,锁骨下缘,前正中线旁开2寸。

【功能】止咳平喘,理气降逆。

【主治】咳嗽,哮喘,呕吐,胸胁胀满,食欲不振。

【自我保健】指压按摩:揉按俞府,每次3~5分钟。灸法:艾条灸5~10分钟。

10 第十章 手厥阴心包经

经脉循行

手厥阴心包经：从胸中开始，浅出属于心包，通过膈肌，络于三焦。

其中胸部支脉：沿胸内出胁部，当腋下三寸处（天池）向上到腋窝下，沿上臂内侧（天泉），于手太阴、手少阴之间，进入肘中（曲泽），下向前臂，走两筋（桡侧腕屈肌腱与掌长肌腱之间）（郄门、间使、内关、大陵），进入掌中（劳宫），沿中指桡侧出于末端（中冲）。

它的支脉：从掌中分出，沿无名指出于末端，接手少阳三焦经。

主治病候

本经腧穴主治心、胸、胃、神志病以及经脉循行位置的病症。如心痛，胸闷，心悸，心烦，癫狂，腋肿，肘臂挛急，掌心发热等症。

经穴歌诀

> 九穴心包手厥阴，天池天泉曲泽深，
> 郄门间使内关对，大陵劳宫中冲侵。（左右共一十八穴）

手厥阴心包经图

天池 Tiānchí
天泉 Tiānquán
曲泽 Qūzé
郄门 Xìmén
间使 Jiānshǐ
内关 Nèiguān
大陵 Dàlíng
劳宫 Láogōng
中冲 Zhōngchōng

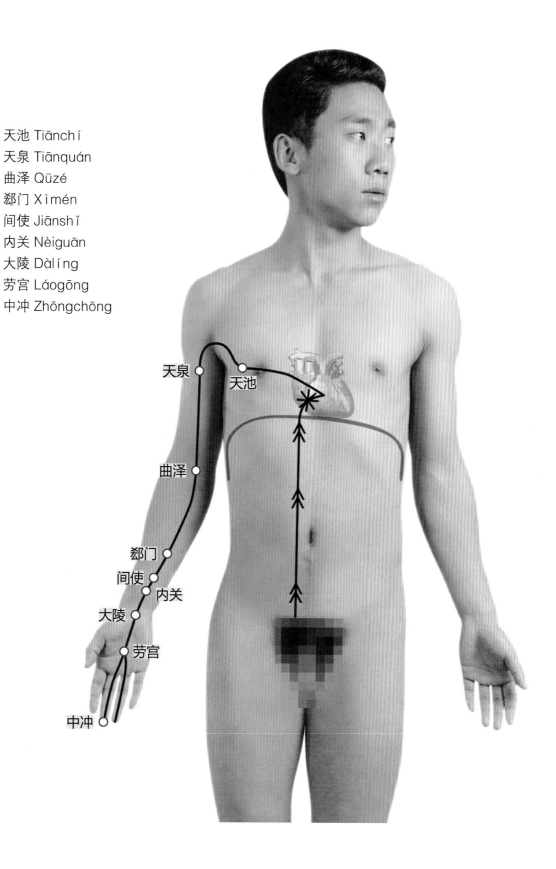

天泉　天池
曲泽
郄门
间使
内关
大陵
劳宫
中冲

天池 Tiānchí

【穴名来源】天，天空；池，池塘。穴在乳旁，乳房之泌乳，犹如水自天池而出。

【精准定位】在胸部，第 4 肋间隙，前正中线旁开 5 寸。

【功能】活血化瘀，止咳平喘，化痰散结。

【主治】咳嗽，哮喘，呕吐，胸痛，胸闷。

【自我保健】指压按摩：用指腹垂直向下按压天池，以局部酸胀为佳。灸法：艾条温灸 5~10 分钟。

天泉 Tiānquán

【穴名来源】天，天空；泉，泉水。源于天池的经气由此向下，如同泉水从天而降。

【精准定位】在臂前区，腋前纹头下 2 寸，肱二头肌的长、短头之间。

【功能】活血通脉，理气止痛。

【主治】上臂内侧痛，胸胁胀满，胸背痛。

【自我保健】指压按摩：用拇指指腹按揉天泉，以局部酸胀为佳。灸法：艾条温灸 5~10 分钟。

曲泽 Qūzé（合穴）

【穴名来源】曲，弯曲；泽。沼泽。经气流注至此入曲肘浅凹处，犹如水进沼泽。

【精准定位】在肘前区，肘横纹上，肱二头肌腱的尺侧缘凹陷中。

【功能】清暑泻热，补益心气，通经活络，清热解毒。

【主治】心悸，呕吐，肘臂挈痛不伸，风疹，伤寒。

【自我保健】指压按摩：用拇指指腹按揉曲泽，以局部酸胀为佳。灸法：艾条温灸 5~10 分钟。

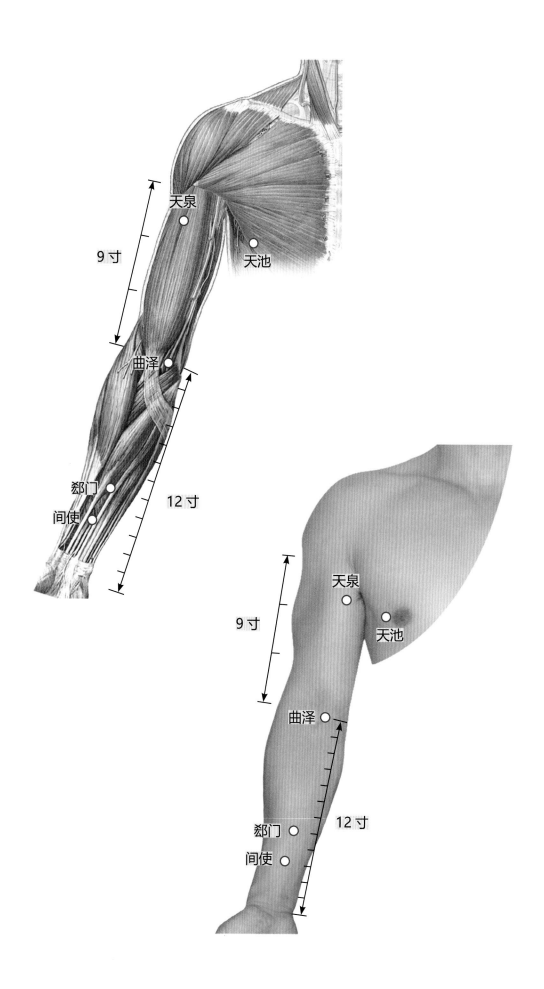

天泉

9寸

曲泽

郄门

间使

12寸

天池

郄门 Xìmén （郄穴）

【穴名来源】郄，孔隙；门，门户。乃心包经经气出入的门户。

【精准定位】在前臂前区，腕掌侧远端横纹上5寸，掌长肌腱与桡侧腕屈肌腱之间。

【功能】理气止痛，宁心安神，清营止血。

【主治】心痛，咳血，肘臂痛，疔疮，胃痛。

【自我保健】指压按摩：用拇指指腹按揉郄门，以局部酸胀或有麻胀感向指端放散为佳。灸法：艾条灸10~20分钟。

间使 Jiānshǐ （经穴）

【穴名来源】间，间隙；使，臣使。心包为"臣使之官"，故名。

【精准定位】在前臂前区，腕掌侧远端横纹上3寸，掌长肌腱与桡侧腕屈肌腱之间。

【功能】截疟，安神，宽胸。

【主治】心痛，呕吐，月经不调，疟疾，咽炎。

【自我保健】指压按摩：用拇指指腹按揉间使，以局部酸胀或有麻胀感向指端放散为佳。灸法：艾条灸10~20分钟。

内关 Nèiguān （络穴、八脉交会穴通阴维）

【穴名来源】内，内外之内；关，关隘。穴在前臂内侧要处，犹如关隘。

【精准定位】在前臂前区，腕掌侧远端横纹上2寸，掌长肌腱与桡侧腕屈肌腱之间。

【功能】宁心安神，和胃降逆，宽胸理气，镇静止痛。

【主治】心悸，失眠，胃痛，呕吐，哮喘，月经不调，脱肛。

【自我保健】指压按摩：用拇指指腹按揉内关，以局部酸胀，有麻电感向指端放射为佳。灸法：艾条灸10~20分钟。

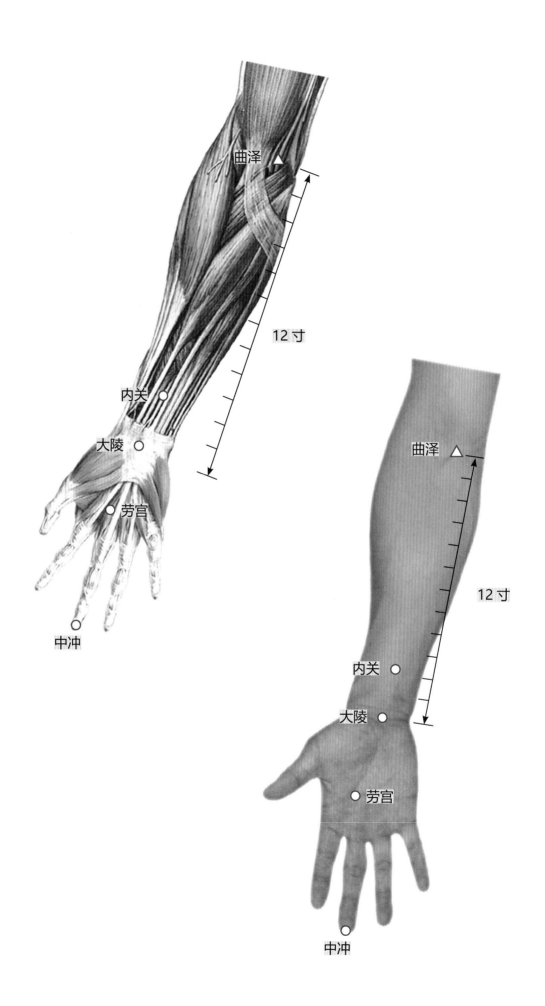

曲泽 △

12 寸

内关 ○

大陵 ○

劳宫 ○

中冲 ○

曲泽 △

12 寸

内关 ○

大陵 ○

劳宫 ○

中冲 ○

大陵 Dàlíng （输穴、原穴）

【穴名来源】大，大小之大；陵，丘陵。掌根高突如同丘陵，穴在其腕侧陷中。

【精准定位】在腕前区，腕掌侧远端横纹中，掌长肌腱与桡侧腕屈肌腱之间。

【功能】清热宁心，宽胸和胃，通经活血。

【主治】心痛，心悸，失眠，口疮，口臭，手臂痛。

【自我保健】指压按摩：用拇指指腹按揉大陵，以局部酸胀为佳。灸法：艾条灸 10~20 分钟。

劳宫 Láogōng （荥穴）

【穴名来源】劳，劳动；宫，中央。手司劳动，穴在手的掌部中央。

【精准定位】在掌区，横平第 3 掌指关节近端，第 2、3 掌骨之间偏于第 3 掌骨。

【功能】解表除烦，清心泻热，醒神开窍。

【主治】心痛，心烦善怒，癫狂，目黄，口腔溃疡。

【自我保健】指压按摩：用拇指指腹按揉劳宫，以局部胀痛为佳。灸法：艾条灸 10~20 分钟。

中冲 Zhōngchōng （井穴）

【穴名来源】中，中间；冲，冲动。穴在中指端，心包经之井穴，经气由此涌出，沿经脉上行。

【精准定位】在手指，中指末端最高点。

【功能】回阳救逆，醒神通络。

【主治】晕厥，中暑，高血压，耳鸣，小儿夜啼。

【自我保健】指压按摩：用指尖掐按中冲，每次 1~3 分钟。灸法：艾条灸 5~10 分钟。

11 第十一章
手少阳三焦经

经脉循行

手少阳三焦经：起于无名指末端（关冲），上行小指与无名指之间，沿着手背，出于前臂伸侧两骨之间，向上通过肘尖，沿上臂外侧，向上通过肩部，交出足少阳经的后面，进入缺盆，分布于膻中，散络于心包，通过膈肌，广泛遍属于上、中、下三焦。

其中一条支脉：从膻中上行，出锁骨上窝，上向后项，连系耳后，直上出耳上方，弯下向面颊，至眼下。

另一支脉：从耳后进入耳中，出走耳前，经过上关前，交面颊，到外眼角接足少阳胆经。

主治病候

本经腧穴主治侧头、耳、目、胸胁、咽喉病，热病以及经脉循行位置的病症。如腹胀，水肿，遗尿，小便不利，耳聋，耳鸣，咽喉肿痛，目赤肿痛，颊肿，耳后、肩臂肘后外侧疼痛等症。

经穴歌诀

二十三穴手少阳，关冲液门中渚旁，

阳池外关支沟正，会宗三阳络四渎，

天井清冷渊消泺，臑会肩髎天髎堂，

天牖翳风瘈脉青，颅息角孙丝竹空。

（左右共四十六穴）

手少阳三焦经图

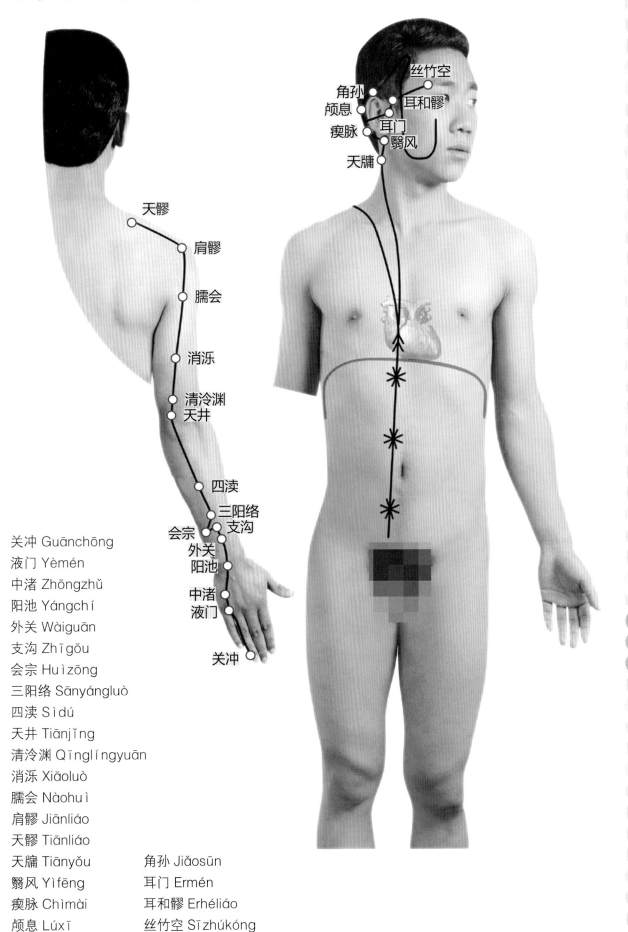

丝竹空
角孙
颅息
耳和髎
瘈脉
耳门
翳风
天牖

天髎
肩髎
臑会
消泺
清泠渊
天井
四渎
三阳络
支沟
会宗
外关
阳池
中渚
液门
关冲

关冲 Guānchōng
液门 Yèmén
中渚 Zhōngzhǔ
阳池 Yángchí
外关 Wàiguān
支沟 Zhīgōu
会宗 Huìzōng
三阳络 Sānyángluò
四渎 Sìdú
天井 Tiānjǐng
清泠渊 Qīnglíngyuān
消泺 Xiāoluò
臑会 Nàohuì
肩髎 Jiānliáo
天髎 Tiānliáo

天牖 Tiānyǒu　　角孙 Jiǎosūn
翳风 Yìfēng　　耳门 Ermén
瘈脉 Chìmài　　耳和髎 Erhéliáo
颅息 Lúxī　　丝竹空 Sīzhúkóng

关冲 Guānchōng （井穴）

【穴名来源】关，关隘；冲，冲要。穴为三焦经井穴，经气由此涌出，沿经脉上行。

【精准定位】在手指，第4指末节尺侧，指甲根角侧上方0.1寸（指寸）。

【功能】清热解毒，醒神通窍，活血通络。

【主治】头痛，目赤，视物不清，耳聋，耳鸣，臂、肘疼痛。

【自我保健】指压按摩：用拇指尖掐按关冲，每次1~3分钟。灸法：艾条灸5~10分钟。

液门 Yèmén （荥穴）

【穴名来源】液，水液；门，门户，此为本经荥穴。属水，有通调水道之功，犹如水气出入之门户。

【精准定位】在手背，当第4、5指间，指蹼缘后方赤白肉际处。

【功能】解表清热，通络止痛。

【主治】头痛，目赤，耳聋，耳鸣，咽肿，手背红肿，手肌痉挛。

【自我保健】指压按摩：用拇指尖掐按液门，以局部胀痛为佳。灸法：艾条灸5~10分钟。

中渚 Zhōngzhǔ （输穴）

【穴名来源】中，中间；渚，水中之小块陆地。穴在五腧穴流注之间，经气如水循渚而行。

【精准定位】在手背，第4、5掌骨间，掌指关节近端凹陷中。

【功能】清热通络，明目益聪。

【主治】头痛目赤，目痛，耳聋，耳鸣，肘臂痛，五指不得屈伸。

【自我保健】指压按摩：用拇指尖掐按中渚，以局部酸胀为佳。灸法：艾条灸5~10分钟。

阳池 Yángchí （原穴）

【穴名来源】阳，阴阳之阳；池，池塘。穴在腕背陷中，经气至此如水入池塘。

【精准定位】在腕后区，腕背侧远端横纹上，指伸肌腱尺侧缘凹陷中。

【功能】和解表里，益阴增液。

【主治】目赤肿痛，腕痛无力，腕关节红肿不得屈伸，糖尿病。

【自我保健】指压按摩：用拇指尖揉按阳池，以局部酸胀为佳。灸法：艾条灸3~5分钟。

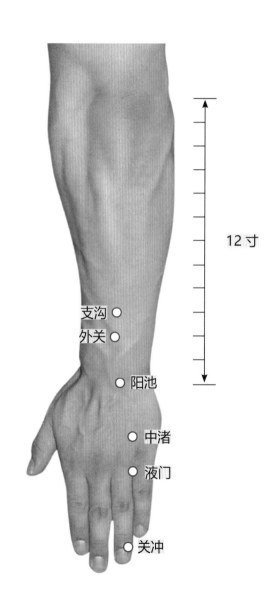

12寸

支沟
外关

阳池

中渚

液门

关冲

12寸

支沟
外关

阳池

中渚

液门

关冲

外关 Wàiguān （络穴、八脉交会穴）

【穴名来源】外，内外之外；关，关隘。穴在前臂外侧要处，犹如关隘。

【精准定位】在前臂后区，腕背侧远端横纹上2寸，尺骨与桡骨间隙中点。

【功能】解表清热，通经活络。

【主治】头痛，耳鸣，胸胁痛，颈椎病，手指疼痛。

【自我保健】指压按摩：按揉外关穴，以局部酸胀为佳。灸法：艾条灸10~20分钟。

支沟 Zhīgōu （经穴）

【穴名来源】支，通"肢"；沟，沟渠。在此指上肢，穴在上肢尺桡骨间沟中。

【精准定位】在前臂后区，腕背侧远端横纹上3寸，尺骨与桡骨间隙中点。

【功能】解表清热，通经活络。

【主治】耳聋，耳鸣，胸胁痛，便秘，上肢麻痹。

【自我保健】指压按摩：按揉支沟，以局部酸胀为佳。灸法：艾条灸10~20分钟。

会宗 Huìzōng （郄穴）

【穴名来源】会，会合；宗，集聚。此为本经郄穴，是经气会聚之处。

【精准定位】在前臂后区，腕背侧远端横纹上3寸，尺骨的桡侧缘。

【功能】清热安神，聪耳通络。

【主治】偏头痛，耳聋，耳鸣，咳喘胸满，臂痛。

【自我保健】指压按摩：用拇指尖揉按会宗，以局部酸胀为佳。灸法：艾条灸5~10分钟。

三阳络 Sānyángluò

【穴名来源】三阳，指手三阳经；络，联络。此穴联络于手之三阳经。

【精准定位】在前臂后区，腕背侧远端横纹上4寸，尺骨与桡骨间隙中点。

【功能】舒筋活络，开音聪耳。

【主治】臂痛，脑血管病后遗症，耳聋，下牙痛，眼疾。

【自我保健】指压按摩：用拇指尖揉三阳络，以局部酸胀为佳。灸法：艾条灸5~10分钟。

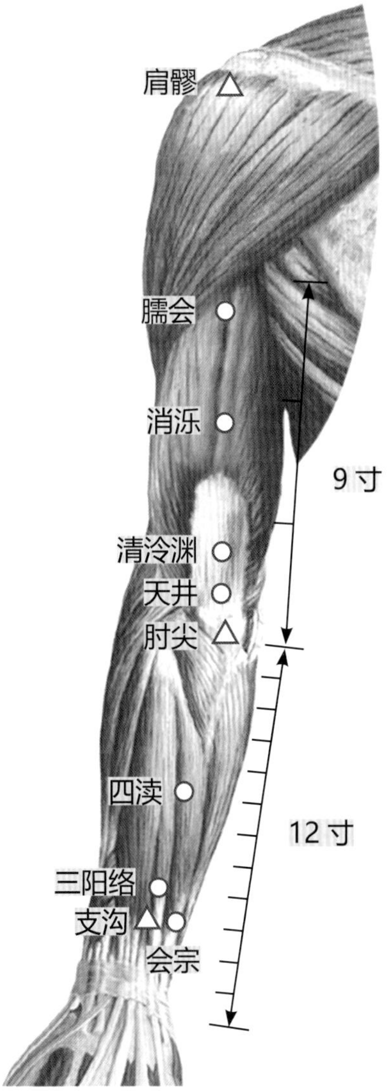

肩髎 △

臑会 ○

消泺 ○

9寸

清泠渊 ○
天井 ○
肘尖 △

四渎 ○

12寸

三阳络 ○
支沟 △
会宗 ○

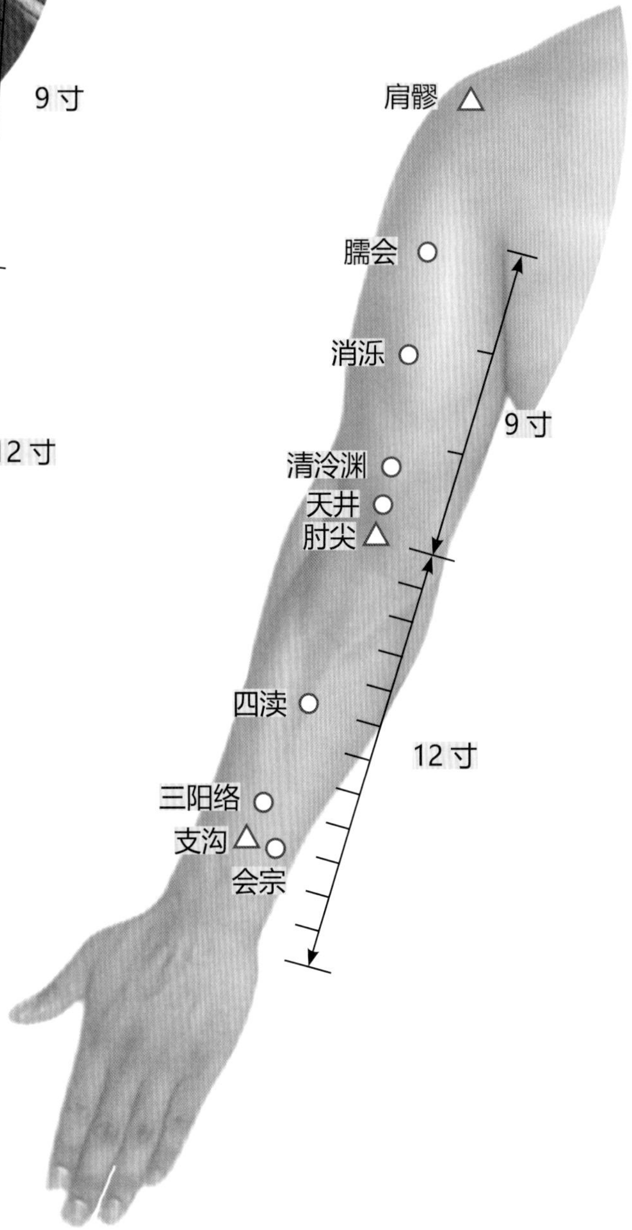

肩髎 △

臑会 ○

消泺 ○

9寸

清泠渊 ○
天井 ○
肘尖 △

四渎 ○

12寸

三阳络 ○
支沟 △
会宗 ○

四渎 Sìdú

【穴名来源】四，基数词；渎，河流。古称长江、黄河、淮河、济水为四渎。经气至此，渗灌更广喻称四渎。

【精准定位】在前臂后区，肘尖下 5 寸，尺骨与桡骨间隙中点。

【功能】聪耳，止痛，利咽。

【主治】暴喑，耳聋，下牙痛，眼疾。

【自我保健】指压按摩:经常点按四渎,每次 1~3 分钟。灸法:艾条灸 5~10 分钟。

天井 Tiānjǐng （合穴）

【穴名来源】天，天空;井，水井。上为天。穴在上肢鹰嘴窝内，其凹陷如井。

【精准定位】在肘后区，肘尖上 1 寸凹陷中。

【功能】行气散结，安神通络。

【主治】臂痛，耳聋，下牙痛，眼疾。

【自我保健】指压按摩：用拇指指腹用力按压天井，以局部酸胀为佳。灸法：艾条灸 5~10 分钟。

清泠渊 Qīnglíngyuān

【穴名来源】情，清凉，泠，通"灵";渊，深水。此穴具有清三焦之热的作用，如入清凉之深水。

【精准定位】在臂后区，肘尖与肩峰角连线上，肘尖上 2 寸。

【功能】清热散风，通经活络。

【主治】臂痛，偏头痛，眼疾。

【自我保健】指压按摩:用拇指指腹用力按压清泠渊，以局部酸胀为佳。灸法：艾条灸 5~10 分钟。

消泺 Xiāoluò

【穴名来源】消，消除;泺，小水，沼泽。本穴属三焦经，具有通调水道的作用。

【精准定位】在臂后区，肘尖与肩峰角连线上，肘尖上 5 寸。

【功能】清热醒神，通经止痛。

【主治】头项强痛，臂痛，头痛，齿痛。

【自我保健】指压按摩：用拇指指腹用力按压消泺，以局部酸胀为佳。灸法：艾条灸 5~10 分钟。

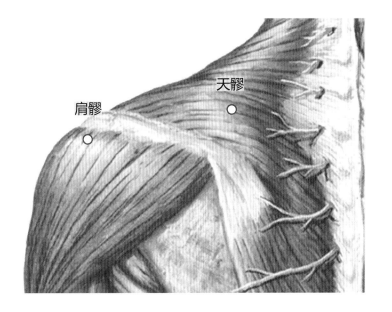

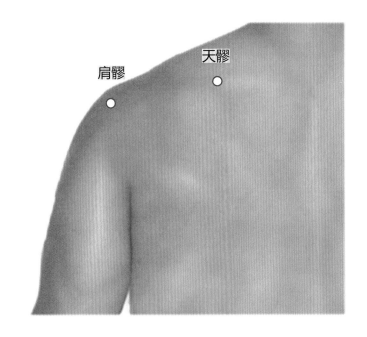

臑会 Nàohuì

【穴名来源】臑，上臂肌肉隆起处，会，交会。穴在上臂肌肉隆起处，为本经和阳维脉之交会处。

【精准定位】在臂后区，肩峰角下 3 寸，三角肌的后下缘。

【功能】化痰散结，通络止痛。

【主治】肩胛肿痛，前臂痛，颈淋巴结结核。

【自我保健】指压按摩：用拇指指腹按揉臑会，以局部酸胀为佳。灸法：艾条灸 10~20 分钟。

肩髎 Jiānliáo

【穴名来源】肩，肩部；髎，骨隙。穴在肩部骨隙中。

【精准定位】在三角肌区，肩峰角与肱骨大结节两骨间凹陷中。

【功能】祛风湿，通经络。

【主治】肩周炎，肩臂痛，荨麻疹。

【自我保健】指压按摩：拿捏肩髎，以局部酸胀为度。灸法：艾条灸 5~15 分钟。

天髎 Tiānliáo

【穴名来源】天，天空；髎，骨隙。上为天，穴在肩胛冈上方之骨隙中。

【精准定位】在肩胛区，肩胛骨上角骨际凹陷中。

【功能】通经止痛。

【主治】肩臂痛，颈项强痛，胸中烦满。

【自我保健】指压按摩：经常用指腹按压天髎，每次 3~5 分钟。灸法：艾条灸 5~10 分钟。

天牖 Tiānyǒu

【穴名来源】天，天空；牖，窗户。穴在侧颈部上方，能开上窍，故称天牖。

【精准定位】在肩胛区，横平下颌角，胸锁乳突肌的后缘凹陷中。

【功能】清头明目，消痰截疟。

【主治】头痛，头晕，暴聋，颈椎病。

【刺灸法】指压按摩：用中指和食指指腹轻揉天牖，每次 3~5 分钟。灸法：艾条灸 5~10 分钟。

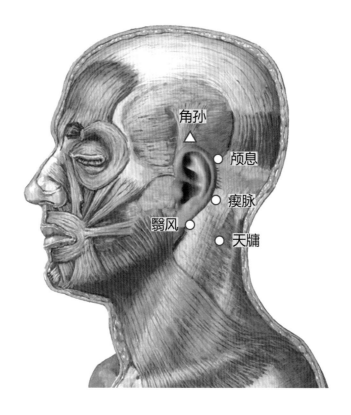

角孙
△
颅息
瘈脉
翳风
天牖

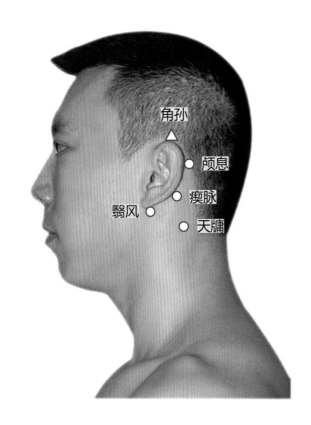

角孙
△
颅息
瘈脉
翳风
天牖

翳风 Yìfēng

【穴名来源】翳，遮蔽；风，风邪。穴当耳垂后方，为遮蔽风邪之处。

【精准定位】在颈部，耳垂后方，乳突下端前方凹陷中。

【功能】通窍聪耳，祛风泄热。

【主治】耳鸣，耳聋，口眼歪斜，牙关紧闭，齿痛，颊肿。

【自我保健】指压按摩：用指腹按揉翳风，以耳后酸胀，可扩散至半侧面部为佳。灸法：艾条灸 5~10 分钟。

瘛脉 Chìmài

【穴名来源】瘛，瘛疭；脉，指络脉。穴在耳后，布有络脉，有治瘛疭作用。

【精准定位】在头部，乳突中央，角孙至翳风沿耳轮弧形连线的上 2/3 下 1/3 交点处。

【功能】息风止痉，活络通窍。

【主治】耳鸣，头痛，耳聋，小儿惊风，呕吐。

【自我保健】指压按摩：用食指指腹轻揉瘛脉，每次 3~5 分钟。灸法：艾条灸 5~10 分钟。

颅息 Lúxī

【穴名来源】颅，头颅；息，安宁。穴在头颅部，可安脑宁神。

【精准定位】在头部，角孙至翳风沿耳轮弧形连线的上 1/3 下 2/3 交点处。

【功能】通窍止痛，镇惊息风。

【主治】耳鸣，头痛，耳聋，小儿惊风，呕吐，泄泻。

【自我保健】指压按摩：用食指指腹轻揉颅息，每次 3~5 分钟。灸法：艾条灸 5~10 分钟。

角孙 Jiǎosūn

【穴名来源】角，角隅；孙，孙络。穴在颞颥部，相当于耳上角稍上处，布有孙络。

【精准定位】在头部，耳尖正对发际处。

【功能】清热散风，消肿止痛。

【主治】耳部肿痛，目赤肿痛，齿痛，头痛，项强。

【自我保健】指压按摩：用拇指指腹轻揉角孙，每次 3~5 分钟。灸法：艾条灸 5~10 分钟。

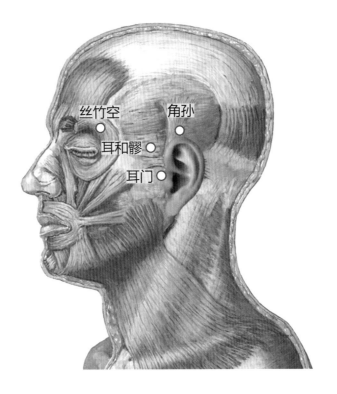

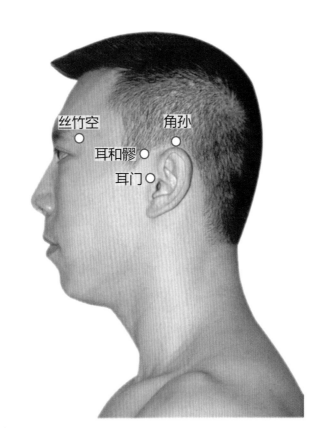

耳门 Ermén

【穴名来源】耳，耳窍；门，门户。穴在耳前，犹如耳之门户。

【精准定位】在耳区，耳屏上切迹与下颌骨髁突之间的凹陷中。

【功能】开窍益聪，祛风通络。

【主治】耳鸣，耳聋，齿痛，下颌关节炎。

【自我保健】指压按摩：用中指指腹轻揉耳门，每次3~5分钟。灸法：艾条灸10~20分钟。

耳和髎 Erhéliáo

【穴名来源】耳，耳窍；和，调和；髎，骨隙。穴当耳前的浅表陷隙中。

【精准定位】在头部，鬓发后缘，耳廓根的前方，颞浅动脉的后缘。

【功能】祛风通络，消肿止痛。

【主治】牙关紧闭，口眼歪斜，头重痛，耳鸣。

【自我保健】指压按摩：常用中指指腹轻揉耳门，每次3~5分钟。灸法：艾条灸5~10分钟。

丝竹空 Sīzhúkóng

【穴名来源】丝竹，即细竹；空，空隙。眉毛状如细竹，穴在眉梢之陷隙处。

【精准定位】在面部，眉梢凹陷中。

【功能】清头明目，散风止痛。

【主治】头痛，齿痛，目赤肿痛，眼睑瞤动。

【自我保健】指压按摩：用拇指指腹用力按揉，每次1~3分钟。灸法：艾条灸5~10分钟。

12 第十二章
足少阳胆经

经脉循行

　　足少阳胆经：从外眼角开始，上行到额角，下耳后，沿颈旁，行手少阳三焦经，至肩上，交出手少阳三焦经之后，进入缺盆。

　　它的支脉：从耳后进入耳中，走耳前，至外眼角后；另一支脉：从外眼角分出，下向大迎，会合手少阳三焦经至眼下；下边盖过颊车，下行颈部，会合于缺盆。由此下向胸中，通过膈肌，络于肝，属于胆；沿胁里，出于腹股沟动脉处，绕阴部毛际，横向进入髋关节部。

　　它的直行脉：从缺盆下向腋下，沿胸侧，过季胁，向下会合于髋关节部。由此向下，沿大腿外侧，出膝外侧，下向腓骨头前，直下到腓骨下段，下出外踝之前，沿足背进入第四趾外侧。

　　它的支脉：从足背分出，进入大趾趾缝间，沿第一、二跖骨间，出趾端，回转来通过爪甲，出于趾背毫毛部，接足厥阴肝经。

主治病候

　　本经腧穴主治头、耳、目、咽喉、神志、热病和经脉循行所经过部位的疾病，如头痛，头晕，耳鸣，耳聋，目眩，目外眦痛，咽干，口苦，咽喉肿痛，惊悸，怔忡，寒热往来，疟疾，黄疸，缺盆中痛，腋下肿，胸胁痛，下肢外侧痛等。

经穴歌诀

胆经经穴歌

少阳胆经瞳子髎，四十四穴行迢迢，

听会上关颔厌集，悬颅悬厘曲鬓翘，

率谷天冲浮白次，窍阴完骨本神邀，

阳白临泣目窗辟，正营承灵脑空摇，

风池肩井渊腋部，辄筋日月京门标，

带脉五枢维道续，居髎环跳风市招，

中渎阳关阳陵泉，阳交外丘光明宵，

阳辅悬钟丘墟外，足临泣第五侠溪，

第四趾端窍阴毕。（左右八十八穴）

足少阳胆经图

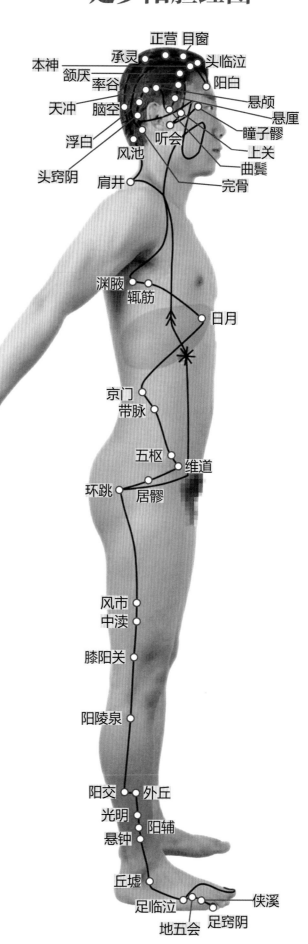

瞳子髎 Tóngzǐliáo

听会 Tīnghuì

上关 Shàngguān

颔厌 Hànyàn

悬颅 Xuánlú

悬厘 Xuánlí

曲鬓 Qūbìn

率谷 Shuàigǔ

天冲 Tiānchōng

浮白 Fúbái

头窍阴 Tóuqiàoyīn

完骨 Wángǔ

本神 Běnshén

阳白 Yángbái

头临泣 Tóulínqì

目窗 Mùchuāng

正营 Zhèngyíng

承灵 Chénglíng

脑空 Nǎokōng

风池 Fēngchí

肩井 Jiānjǐng

渊腋 Yuānyè

辄筋 Zhéjīn

日月 Rìyuè

京门 Jīngmén

带脉 Dàimài

五枢 Wǔshū

维道 Wéidào

居髎 Jūliáo

环跳 Huántiào

中渎 Zhōngdú

风市 Fēngshì

膝阳关 Xīyángguān

阳陵泉 Yánglíngquán

阳交 Yángjiāo

外丘 Wàiqiū

光明 Guāngmíng

阳辅 Yángfǔ

悬钟 Xuánzhōng

丘墟 Qiūxū

足临泣 Zúlínqì

地五会 Dìwǔhuì

侠溪 Xiáxī

足窍阴 Zúqiàoyīn

瞳子髎 Tóngzǐliáo

【穴名来源】瞳子，瞳仁；髎，骨隙。穴在目锐眦外侧入骨隙处，横对瞳孔。

【精准定位】在面部，目外眦外侧 0.5 寸凹陷中。

【功能】疏散风热，明目退翳。

【主治】头痛，目痛，迎风流泪，口眼歪斜。

【自我保健】指压按摩:用两手拇指垂直按揉瞳子髎，以局部酸胀为佳。灸法：艾条灸 5~10 分钟。

听会 Tīnghuì

【穴名来源】听,听觉;会,聚会。穴在耳前,司听闻,为耳部经脉之气会聚之处。

【精准定位】在面部，耳屏间切迹与下颌骨髁突之间的凹陷中。

【功能】开窍聪耳，活络安神。

【主治】头痛眩晕，口眼歪斜。耳鸣，耳聋。

【自我保健】指压按摩：用中指指腹按揉听会，以局部酸胀为佳。灸法：艾条灸 10~20 分钟。

上关 Shàngguān

【穴名来源】上，上方；关，关界，指颧骨弓。穴当其上缘。

【精准定位】在面部，颧弓上缘中央凹陷中。

【功能】聪耳开窍，散风活络。

【主治】头痛，口眼歪斜，耳鸣，耳聋。

【自我保健】指压按摩：用中指指腹按揉上关，以局部酸胀为佳。灸法：艾条灸 10~15 分钟。

颔厌 Hànyàn

【穴名来源】颔，下颌；厌，顺从。穴在颞颥部，随咀嚼顺从下颌运动。

【精准定位】在头部，从头维至曲鬓的弧形连线（其弧度与鬓发弧度相应）的上 1/4 与下 3/4 的交点处。

【功能】聪耳开窍，散风活络。

【主治】偏头痛，耳鸣，耳聋，颈项痛，齿痛。

【自我保健】指压按摩：用中指指腹按揉颔厌，以局部酸胀为佳。灸法：艾条灸 5~10 分钟。

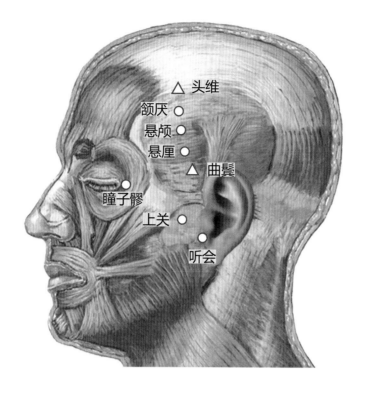

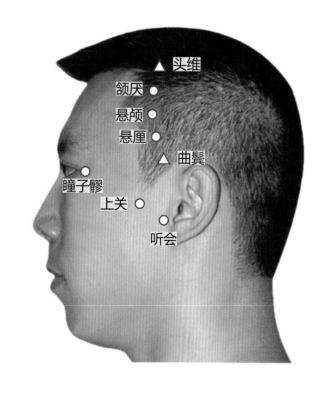

△ 头维
颔厌 ○
悬颅 ○
悬厘 ○
△ 曲鬓
瞳子髎
上关 ○
听会 ○

悬颅 Xuánlú

【穴名来源】悬，悬挂；颅，头颅。穴在颞颥部，如悬挂在头颅之两侧。

【精准定位】在头部，从头维至曲鬓的弧形连线（其弧度与鬓发弧度相应）的中点处。

【功能】疏通经络，清热散风。

【主治】偏头痛，面肿，目外眦痛，流鼻血，齿痛。

【自我保健】指压按摩：用中指指腹按揉悬颅，以局部酸胀为佳。灸法：艾条灸 5~10 分钟。

悬厘 Xuánlí

【穴名来源】悬，悬垂；厘，指头发。穴在鬓发之中。

【精准定位】在头部，从头维至曲鬓的弧形连线（其弧度与鬓发弧度相应）的上 3/4 与下 1/4 的交点处。

【功能】疏经通络，清热散风。

【主治】偏头痛，耳鸣，目外眦痛，齿痛。

【自我保健】指压按摩：用中指指腹按揉悬厘，以局部酸胀为佳。灸法：艾条灸 5~10 分钟。

曲鬓 Qūbìn

【穴名来源】曲，弯曲；鬓，鬓发。穴在耳上鬓发边际的弯曲处。

【精准定位】在头部，耳前鬓角发际后缘与耳尖水平线的交点处。

【功能】清热散风，活络通窍。

【主治】偏头痛，耳鸣，目外眦痛，齿痛，食欲不振。

【自我保健】指压按摩：用中指指腹轻轻按揉曲鬓，以局部酸胀为佳。灸法：艾条灸 5~10 分钟。

率谷 Shuàigǔ

【穴名来源】率，统率；谷，山谷。穴在耳上，为以"谷"命名的诸穴最高者，如诸谷之统率。

【精准定位】在头部，耳尖直上入发际 1.5 寸。

【功能】清热息风，通经活络。

【主治】头痛，眩晕，小儿惊风。

【自我保健】指压按摩：用中指指腹轻轻按揉率谷，以局部酸胀为佳。灸法：艾条灸 5~10 分钟。

天冲 Tiānchōng

【穴名来源】天，天空，指头部；冲，冲出。本经气血在该穴冲向巅顶。

【精准定位】在头部，耳根后缘直上，入发际 2 寸。

【功能】祛风定惊，清热散结。

【主治】头痛，眩晕，癫痫，耳鸣，耳聋，目痛，齿痛。

【自我保健】指压按摩：用中指指腹轻轻按揉天冲，以局部酸胀为佳。灸法：艾条灸 5~10 分钟。

浮白 Fúbái

【穴名来源】浮，浮浅；白，明白。穴位于体表浮浅部位，有清头明目之功。

【精准定位】在头部，耳后乳突的后上方，从天冲与完骨弧形连线（其弧度与耳郭弧度相应）的上 1/3 与下 2/3 交点处。

【功能】清头散风，理气散结。

【主治】头痛，颈项强痛，咳逆，耳聋，耳鸣。

【自我保健】指压按摩：用中指指腹轻轻按揉浮白，以局部酸胀为佳。灸法：艾条灸 5~10 分钟。

头窍阴 Tóuqiàoyīn

【穴名来源】头，头部；窍，孔窍；阴，阴阳之阴。肾和肝均属阴脏，开窍于耳目。穴在耳后，能治耳目诸病。

【精准定位】在头部，耳后乳突的后上方，当天冲与完骨的弧形连线的上 2/3 与下 1/3 交点处。

【功能】理气镇痛，开窍聪耳。

【主治】头痛，耳鸣，耳聋，目痛，齿痛，胸胁痛，口苦。

【自我保健】指压按摩：用拇指按揉头窍阴，每次 3~5 分钟。灸法：艾条灸 5~10 分钟。

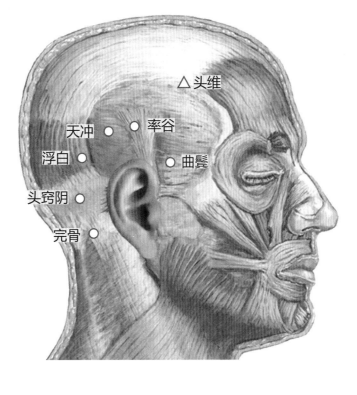

△头维

天冲　率谷

浮白

头窍阴

完骨

曲鬓

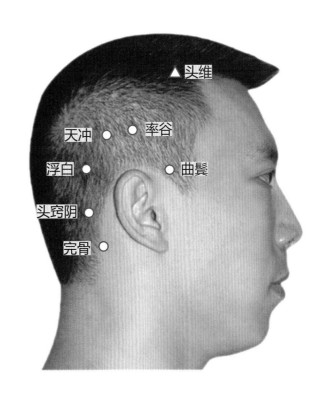

▲头维

天冲　率谷

浮白

头窍阴

完骨

曲鬓

完骨 Wángǔ

【穴名来源】古称颞骨乳突为完骨，穴在其后下方，故名。

【精准定位】在头部，耳后乳突的后下方凹陷中。

【功能】通经活络，祛风清热。

【主治】头痛，目痛，齿痛，胸胁痛，口苦。

【自我保健】指压按摩：用拇指按揉头窍阴，每次 3~5 分钟。灸法：艾条灸 5~10 分钟。

本神 Běnshén

【穴名来源】本，根本；神，神志。穴在前发际神庭旁，内为脑之所在，脑为元神之府，主神志为人之根本。

【精准定位】在头部，前发际上 0.5 寸，头正中线旁开 3 寸。

【功能】祛风定惊，清热止痛。

【主治】中风不省人事，小儿惊厥，头痛，眩晕，颈项强急。

【自我保健】指压按摩：用拇指按揉头窍阴，每次 3~5 分钟。灸法：艾条灸 5~10 分钟。

阳白 Yángbái

【穴名来源】阳，阴阳之阳；白，光明。头在上为阳，穴在面部眉上方，有明目之功。

【精准定位】在头部，眉上一寸，瞳孔直上。

【功能】清头明目，祛风泄热。

【主治】中风不省人事，小儿惊厥。头痛，眩晕，颈项强急。

【自我保健】指压按摩：用拇指指腹按揉阳白，每次 3~5 分钟。灸法：艾条灸 5~10 分钟。

头临泣 Tóulínqì

【穴名来源】头，头部；临，调治；泣，流泪。穴在头部，可调治流泪等眼病。

【精准定位】在头部，前发际上 0.5 寸，瞳孔直上。

【功能】清头明目，安神定志。

【主治】头痛，目赤肿痛，鼻塞，流鼻涕，中风。

【自我保健】指压按摩：按揉头临泣 1~3 分钟，以局部酸胀为度。灸法：艾条灸 5~10 分钟。

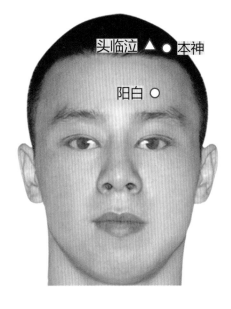

头临泣 ▲ ○ 本神

阳白 ○

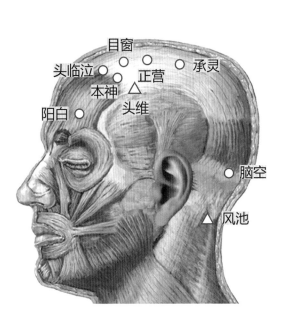

目窗 ○

头临泣 ○ ○ 承灵

本神 △ 正营

阳白 ○ 头维

脑空 ○

▲ 风池

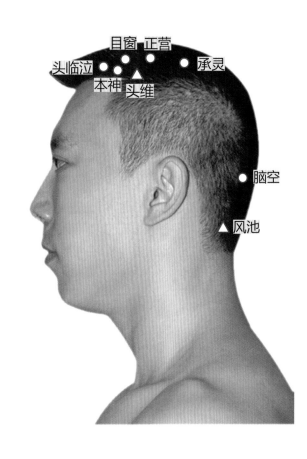

目窗 正营

头临泣 ○ ○ ○ 承灵

本神 △ 头维

脑空 ○

▲ 风池

目窗 Mùchuāng

【穴名来源】目,眼睛;窗,窗户。穴在头部,眼的上方,能治眼疾,犹如眼目之窗。

【精准定位】在头部,前发际上 1.5 寸,瞳孔直上。

【功能】清头明目,发散风热。

【主治】头痛,目赤肿痛,鼻塞,牙龈肿痛,小儿惊痫。

【自我保健】指压按摩:用食指指腹按揉目窗,每次 1~3 分钟。灸法:艾条灸 5~10 分钟。

正营 Zhèngyíng

【穴名来源】正,正当;营,同荣。本穴有主治惶恐不安等神志病的作用。

【精准定位】在头部,前发际上 2.5 寸,瞳孔直上。

【功能】清头明目,疏风止痛。

【主治】头痛头晕,面目浮肿,目赤肿痛,鼻塞。

【自我保健】指压按摩:用食指指腹按揉正营,每次 1~3 分钟。灸法:艾条灸 5~10 分钟。

承灵 Chénglíng

【穴名来源】承,承受;灵,神灵。脑主神灵,故脑上顶骨又称天灵骨,穴就在其外下方。

【精准定位】在头部,前发际上 4 寸,瞳孔直上。

【功能】清头目,散风热。

【主治】头痛,鼻塞,眩晕,目痛。

【自我保健】指压按摩:用食指指腹按揉承灵,每次 1~3 分钟。灸法:艾条灸 5~10 分钟。

脑空 Nǎokōng

【穴名来源】脑,脑髓;空,空窍。穴在枕骨外侧,内通脑,主治脑病。

【精准定位】在头部,横平枕外隆凸的上缘,风池直上。

【功能】醒脑通窍,活络散风。

【主治】头痛,癫痫,惊悸,目眩,目赤肿痛,鼻痛,耳聋,颈项强痛。

【自我保健】指压按摩:用食指指腹按揉脑空,每次 1~3 分钟。灸法:艾条灸 5~10 分钟。

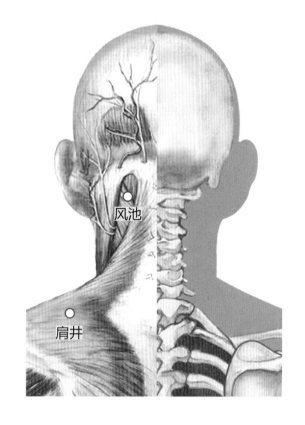

风池

肩井

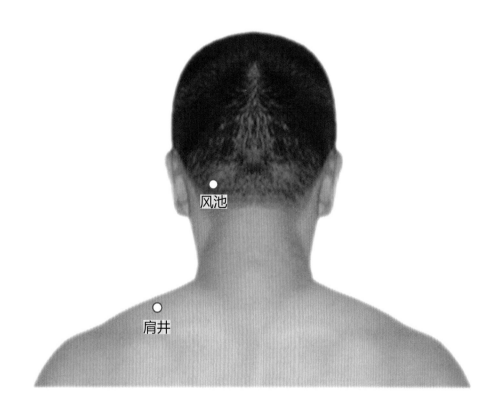

风池

肩井

风池 Fēngchí

【穴名来源】风，风邪；池，池塘。穴在枕骨下，常为祛风之要穴。

【精准定位】在颈后区，枕骨之下，胸锁乳突肌上端与斜方肌上端之间的凹陷中。

【功能】清头明目，祛风解毒，通利官窍。

【主治】头痛，颈项强痛，眩晕，耳鸣耳聋，失眠，中风。

【自我保健】指压按摩：用拇指指腹揉按风池，以局部酸胀为度。灸法：艾条灸 10~20 分钟。

肩井 Jiānjǐng

【穴名来源】肩，肩部；井，水井。穴在肩上，局部凹陷如井。

【精准定位】在肩胛区，第 7 颈椎棘突与肩峰最外侧点连线的中点。

【功能】降逆理气，散结补虚，通经活络。

【主治】颈、肩、背痛，乳腺炎，手臂不举，落枕。

【自我保健】指压按摩：用拇指指腹揉按肩井，以局部酸胀为度。灸法：艾条灸 10~20 分钟。

渊腋 Yuānyè

【穴名来源】渊，深潭；腋，腋部。腋深如渊，穴在腋下。

【精准定位】在胸外侧区，第 4 肋间隙中，在腋中线上。

【功能】理气活血，通经止痛。

【主治】胸满，胁痛，腋下肿，臂痛不举。

【自我保健】指压按摩：用拇指指腹点按渊腋，每次 1~3 分钟。灸法：艾条灸 5~10 分钟。

辄筋 Zhéjīn

【穴名来源】辄，车耳，即马车的护轮板；筋，筋肉。两侧胁肋筋肉隆起，形如车耳，穴在其处。

【精准定位】在胸外侧区，第 4 肋间隙中，腋中线前 1 寸。

【功能】降逆平喘，理气活血。

【主治】胸胁痛，咳嗽，气喘，呕吐。

【自我保健】指压按摩：用食指指腹点按辄筋，每次 1~3 分钟。灸法：艾条灸 5~10 分钟。

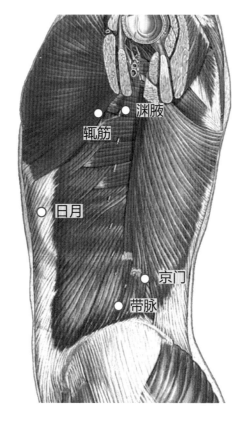

渊腋
辄筋
日月
京门
带脉

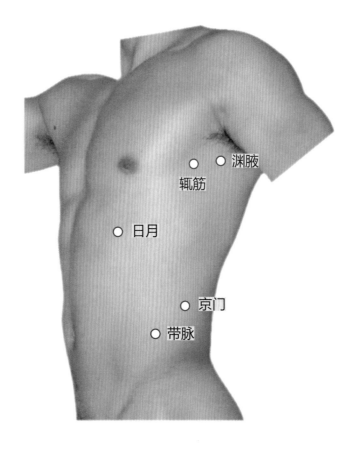

渊腋
辄筋
日月
京门
带脉

日月 Rìyuè（胆募穴）

【穴名来源】日，太阳；月，月亮。日为阳，指胆；月为阴，指肝。此为治肝胆疾病的要穴。

【精准定位】在胸部，第 7 肋间隙，前正中线旁开 4 寸。

【功能】降逆利胆，调理肠胃。

【主治】呃逆，反胃吞酸，口苦，黄疸，胸胁疼痛。

【自我保健】指压按摩：用食指指腹稍用力按压日月，每次 1~3 分钟。灸法：艾条灸 10~20 分钟。

京门 Jīngmén （肾募穴）

【穴名来源】京，同"原"字；门，门户。此为肾之募穴。穴主一身之原气，穴为肾气出入之门户。

【精准定位】在上腹部，第 12 肋骨游离端下际。

【功能】利尿通淋，补肾温阳。

【主治】腹胀，肠鸣，腹泻，肾炎。

【自我保健】指压按摩：用食指指腹点按京门，每次 3~5 分钟。灸法：艾条灸 10~20 分钟。

带脉 Dàimài

【穴名来源】带，腰带；脉，经脉。穴属胆经，与奇经八脉中的带脉交会处。

【精准定位】在侧腹部，第 11 肋骨游离端垂线与脐水平线的交点上。

【功能】清热利湿，调经止带。

【主治】月经不调，经闭，痛经，不孕，腰痛。

【自我保健】指压按摩：用拇指指腹点按带脉，每次 1~3 分钟。灸法：艾条灸 5~10 分钟。

五枢 Wǔshū

【穴名来源】五，5 个；枢，枢纽。5 为中数，少阳主枢，穴在人身中部的枢要之处。

【精准定位】在下腹部，横平脐下 3 寸，髂前上棘内侧。

【功能】调经带，理下焦，通腑气。

【主治】白带异常，腰痛，小腹痛，便秘。

【自我保健】指压按摩：用拇指指腹点按五枢，每次 1~3 分钟。灸法：艾条灸 5~10 分钟。

维道 Wéidào

【穴名来源】维，维系；道，通道。穴属胆经，交会于带脉。

【精准定位】在下腹部，髂前上棘内下 0.5 寸。

【功能】调冲任，理下焦。

【主治】月经不调，腰痛，胁痛连背，便秘。

【自我保健】指压按摩：用拇指指腹点按维道，每次 1~3 分钟。灸法：艾条灸 10~20 分钟。

居髎 Jūliáo

【穴名来源】居，居处；髎，骨隙。穴居髋骨之上凹陷处。

【精准定位】在臀区，髂前上棘与股骨大转子最凸点连线的中点处。

【功能】舒筋活络，强健腰腿。

【主治】腰腿麻木，瘫痪，疝气。

【自我保健】指压按摩：用拇指指腹用力点按居髎，以局部酸胀为度。灸法：艾条灸 10~20 分钟。

环跳 Huántiào

【穴名来源】环，环曲；跳，跳跃。穴在髀枢中，髀枢为环曲跳跃之枢纽。

【精准定位】在臀区，股骨大转子最凸点与骶管裂孔连线上的外 1/3 与 2/3 交点处。

【功能】祛风湿，利腰腿。

【主治】腰胯疼痛，遍身风疹，半身不遂。

【自我保健】指压按摩：用拇指指腹用力按压环跳，以局部酸胀，有放电感向下肢放散为度。灸法：艾条灸 10~20 分钟。

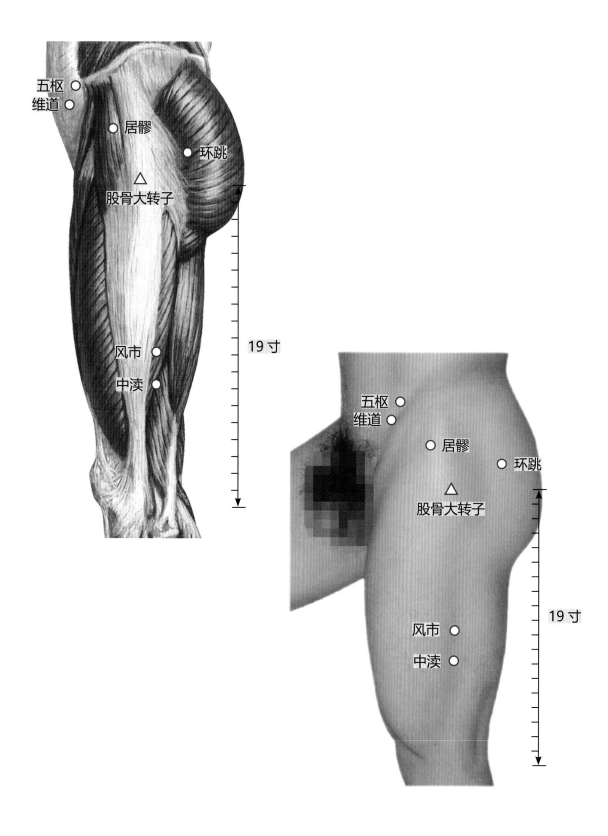

五枢
维道
居髎
环跳
△
股骨大转子
风市
中渎
19寸

风市 Fēngshì

【穴名来源】风，风邪；市，集市。此穴为治风邪之要穴。

【精准定位】在股部，直立垂手，掌心贴于大腿时，中指尖所指凹陷中，髂胫束后缘。

【功能】祛风湿，调气血，通经络。

【主治】中风半身不遂，下肢痿痹，全身瘙痒。

【自我保健】指压按摩：用食指指腹按揉风市，每次 1~3 分钟。灸法：艾条灸 10~20 分钟。

中渎 Zhōngdú

【穴名来源】中，中间；渎，小的沟渠。穴在股外侧两筋之间，如在沟渎之中。

【精准定位】在股部，腘横纹上 7 寸，髂胫束后缘。

【功能】通经活络，祛风散寒。

【主治】下肢麻木，半身不遂等。

【自我保健】指压按摩：手握空拳敲打中渎，以局部酸胀，向下扩散为度。灸法：艾条灸 10~20 分钟。

膝阳关 Xīyángguān

【穴名来源】膝，膝部；阳，阴阳之阳；关，机关。外为阳，穴在膝关节外侧。

【精准定位】在膝部，股骨外上髁后上缘，股二头肌腱与髂胫束之间的凹陷中。

【功能】疏筋脉，利关节，祛风湿。

【主治】膝关节肿痛，小腿麻木等。

【自我保健】指压按摩：用食指指腹按揉膝阳关，以局部酸胀为度。灸法：艾条灸 10~20 分钟。

阳陵泉 Yánglíngquán　（合穴、筋会、胆下合穴）

【穴名来源】阳，阴阳之阳；陵，丘陵；泉，水泉。外为阳，膝外侧腓骨小头隆起如陵，穴在其下陷中，犹如水泉。

【精准定位】在小腿外侧，腓骨头前下方凹陷中。

【功能】清热息风，消肿止痛。

【主治】头痛，耳鸣，下肢麻木，乳房胀痛，呕吐，黄疸。

【自我保健】指压按摩：用食指指腹按揉阳陵泉，每次 1~3 分钟。灸法：艾条灸 10~20 分钟。

阳交 Yángjiāo

【穴名来源】阳，阴阳之阳；交，交会。外为阳，穴在小腿外侧，与膀胱经交会。

【精准定位】在小腿外侧，外踝尖上7寸，腓骨后缘。

【功能】舒筋活络，安神定志。

【主治】颈项强痛，胸胁胀满，下肢麻木。

【自我保健】指压按摩：用拇指指腹按揉阳交，每次1~3分钟。灸法：艾条灸5~10分钟。

外丘 Wàiqiū（郄穴）

【穴名来源】外，内外之外；丘，丘陵。穴在外踝上方，局部肌肉隆起如丘。

【精准定位】在小腿外侧，外踝尖上7寸，腓骨前缘。

【功能】疏肝理气，通经活络。

【主治】头项强痛，胸胁痛，腿痛。

【自我保健】指压按摩：用拇指指腹按揉外丘，每次1~3分钟。灸法：艾条灸5~10分钟。

光明 Guāngmíng （络穴）

【穴名来源】光明，即明亮的意思。穴属胆经，主治眼病，使之重见光明。

【精准定位】在小腿外侧，外踝尖上5寸，腓骨前缘。

【功能】疏肝明目，通经活络。

【主治】目痛，夜盲，白内障，乳房胀痛，腿膝酸痛。

【自我保健】指压按摩：用拇指指腹按揉光明，每次1~3分钟。灸法：艾条灸10~20分钟。

阳辅 Yángfǔ（经穴）

【穴名来源】阳，阴阳之阳，外为阳；辅，辅助，指辅骨，即腓骨。穴在小腿外侧腓骨前。

【精准定位】在小腿外侧，外踝尖上4寸，腓骨前缘。

【功能】清热散风，舒筋活络。

【主治】偏头痛，胸胁痛，下肢外侧痛。

【自我保健】指压按摩：用拇指指腹按揉阳辅，每次1~3分钟。灸法：艾条灸10~20分钟。

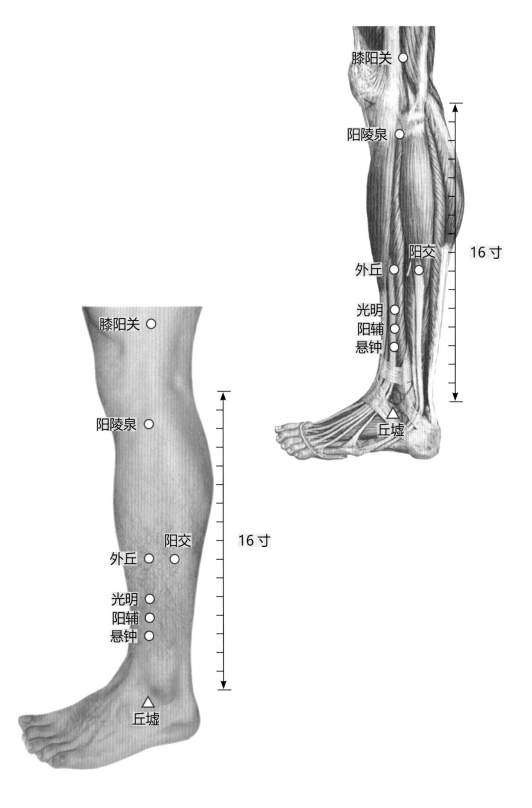

膝阳关 ○

阳陵泉 ○

阳交 ○
外丘 ○

光明 ○
阳辅 ○
悬钟 ○

16寸

丘墟 △

膝阳关 ○

阳陵泉 ○

阳交 ○
外丘 ○

光明 ○
阳辅 ○
悬钟 ○

16寸

丘墟 △

悬钟 Xuánzhōng （髓会）

【穴名来源】悬，悬挂；钟，钟铃。穴当外踝上，正是古时小儿悬挂脚铃处。

【精准定位】在小腿外侧，外踝尖上3寸，腓骨前缘。

【功能】益髓生血，舒筋活络。

【主治】颈项痛，半身不遂，头晕，失眠，耳鸣耳聋，高血压。

【自我保健】指压按摩：用拇指指腹按揉悬钟，以局部酸胀向足底放散为宜。灸法：艾条灸10~20分钟。

丘墟 Qiūxū （原穴）

【穴名来源】丘，小土堆，墟，大土堆。此穴在外踝（如墟）与跟骨滑车突（如丘）之间。

【精准定位】在踝区，外踝的前下方，趾长伸肌腱的外侧凹陷中。

【功能】清暑泄热，凉血解毒，醒脑安神，舒筋活络。

【主治】偏头痛，耳聋，咽肿，颈项痛，疟疾，胸胁痛。

【自我保健】指压按摩：用拇指指腹按揉丘墟，以局部沉、麻、胀并向下传导至足部为宜。灸法：艾条灸10~20分钟。

足临泣 Zúlínqì （输穴、八脉交会穴通带脉）

【穴名来源】足，足部；临，调治；泣，流泪。穴在足部，可调治流泪等眼病。

【精准定位】在足背,第4、5跖骨底结合部的前方,第5趾长伸肌腱外侧凹陷中。

【功能】舒肝解郁，息风泻火。

【主治】头痛目眩，乳腺炎，腋下肿，胁肋痛。

【自我保健】指压按摩：用拇指指腹按揉足临泣，以局部酸胀为宜。

地五会 Dìwǔhuì

【穴名来源】地，土地，指足部；会，会合。分布于足部胆经穴有5个，此穴居其中，为上下脉气会合之处。

【精准定位】在足背，第4、5跖骨间，第4跖趾关节近端凹陷中。

【功能】舒肝利胆，通经活络。

【主治】头痛目眩，目赤肿痛，咽肿，耳聋。

【自我保健】指压按摩：用拇指指腹按揉地五会，每次1~3分钟。灸法：艾条灸5~10分钟。

侠溪 Xiáxī（荥穴）

【穴名来源】侠，通"夹"；溪，沟溪。穴在第4、5趾的夹缝间，局部犹如沟溪。

【精准定位】在足背，第4、5趾间，趾蹼缘后方赤白肉际处。

【功能】清热息风，消肿止痛。

【主治】头痛，目痛，胸胁痛。

【自我保健】指压按摩：用拇指指腹按揉侠溪，每次1~3分钟。灸法：艾条灸5~10分钟。

足窍阴 Zúqiàoyīn （井穴）

【穴名来源】足，足部；窍，孔窍；阴，阴阳之阳。肾和肝均属阴脏，开窍均属耳目，穴在足部，治疗耳目诸病。

【精准定位】在足趾，第4趾末节外侧，趾甲根角侧后方0.1寸（指寸）。

【功能】清热解郁，通经活络。

【主治】偏头痛，耳鸣，耳聋，胸胁痛，多梦。

【自我保健】指压按摩：用拇指指腹按揉足窍阴，每次1~3分钟。灸法：艾条灸5~10分钟。

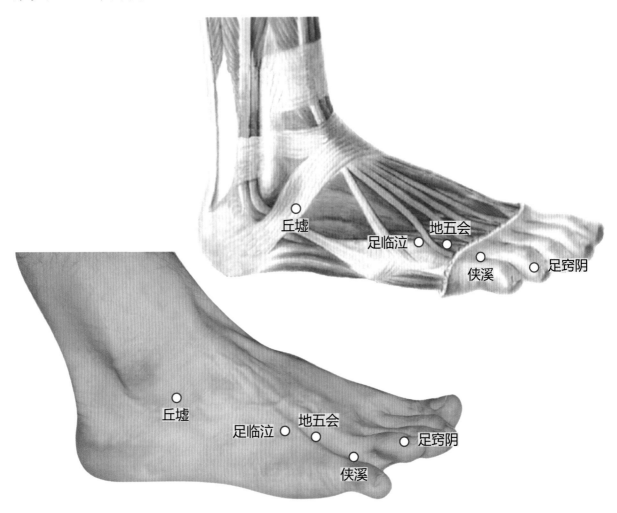

13 第十三章
足厥阴肝经

经脉循行

　　足厥阴肝经：从大趾背毫毛部开始（大敦），向上沿着足背内侧，离内踝一寸，上行小腿内侧，离内踝八寸处交出足太阴脾经之后，上膝腘内侧，沿着大腿内侧，进入阴毛中，环绕阴部，至小腹，夹胃旁边，属于肝，络于胆；向上通过膈肌，分布胁肋部，沿气管之后，向上进入颃颡，连接目系，上行出于额部，与督脉交会于头顶。

　　它的支脉：从"目系"下向颊里，环绕唇内。

　　它的支脉：从肝分出，通过膈肌，向上流注于肺（接手太阴肺经）。

主治病候

　　本经腧穴主治肝病，妇科病，前阴病及经脉循行位置的病症。如腰痛，胸满，呃逆，遗尿，小便不利，疝气，少腹疼痛等症。

经穴歌诀

　　　一十四穴足厥阴，大敦行间太冲寻，
　　　中封蠡沟中都近，膝关曲泉阴包临，
　　　五里阴廉急脉穴，章门仰望见期门。（左右共二十八穴）

足厥阴肝经图

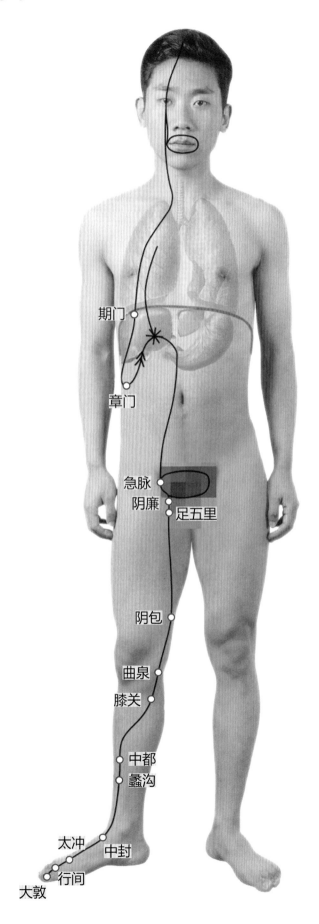

期门
章门
急脉
阴廉
足五里
阴包
曲泉
膝关
中都
蠡沟
太冲
中封
行间
大敦

大敦 Dàdūn
行间 Xíngjiān
太冲 Tàichōng
中封 Zhōngfēng
蠡沟 Lígōu
中都 Zhōngdū
膝关 Xīguān
曲泉 Qūquán
阴包 Yīnbāo
足五里 Zúwǔlǐ
阴廉 Yīnlián
急脉 Jímài
章门 Zhāngmén
期门 Qīmén

大敦 Dàdūn （井穴）

【穴名来源】大，大小之大，指大趾；敦，敦厚。穴在大趾内侧，局部肌肉敦厚。

【精准定位】在足趾，大趾末节外侧，趾甲根角侧后方0.1寸（指寸）。

【功能】回阳救逆，调经止淋。

【主治】经闭，月经过多，疝气，遗尿。

【自我保健】指压按摩：经常用拇指指腹按揉大敦，每次3~5分钟。灸法：艾条灸5~10分钟。

行间 Xíngjiān （荥穴）

【穴名来源】行，运行；间，中间。穴在第1、2跖趾关节间，经气行于其间。

【精准定位】在足背，第1、2趾间，趾蹼缘后方赤白肉际处。

【功能】平肝潜阳，泻热安神，凉血止血。

【主治】头痛，遗精，阳痿，外阴瘙痒。痛经，闭经。

【自我保健】指压按摩：用指甲掐按行间，以局部酸胀为宜。灸法：艾条灸5~10分钟。

太冲 Tàichōng （输穴、原穴）

【穴名来源】太，同"大"字；冲，重要部位。穴居足背，局部脉气盛大，为本经要穴。

【精准定位】在足背，当第1、2跖骨间，跖骨底结合部前方凹陷中，或触及动脉搏动。

【功能】平肝息风，疏肝养血。

【主治】眩晕，痛经，失眠，癫痫，腰背疼痛。

【自我保健】指压按摩：用拇指指腹按揉太冲，以局部酸胀感向足底放射为宜。灸法：艾条灸10~20分钟。

中封 Zhōngfēng （经穴）

【穴名来源】中，中间；封，聚土成堆。穴在内外踝之间，如在土堆之中间。

【精准定位】在踝区，内踝前，胫骨前肌腱与拇长伸肌腱之间的凹陷处。

【功能】清肝胆热，通利下焦，舒筋活络。

【主治】胸腹胀满，黄疸，内踝肿痛。

【自我保健】指压按摩：直刺0.5~0.8寸，局部酸胀。灸法：艾条灸5~10分钟。

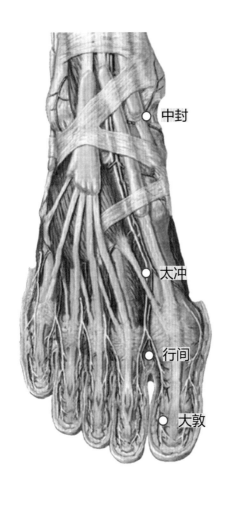

中封

太冲

行间

大敦

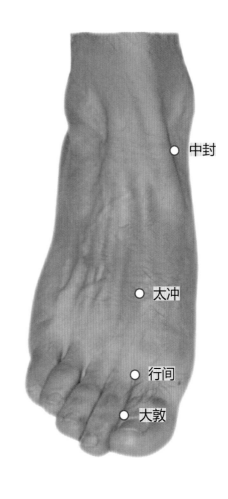

中封

太冲

行间

大敦

蠡沟 Lígōu （络穴）

【穴名来源】蠡，贝壳；沟，水沟。腓肠肌外形酷似贝壳，穴在其内侧沟中。

【精准定位】在小腿内侧，内踝尖上 5 寸，胫骨内侧面的中央。

【功能】疏肝理气，调经止带。

【主治】疝气，遗尿，月经不调，赤白带下，内踝肿痛。

【自我保健】指压按摩：用拇指指腹按揉蠡沟，每次 3~5 分钟。灸法：艾条灸 5~10 分钟。

中都 Zhōngdū （郄穴）

【穴名来源】中，中间；都，会聚。穴在小腿内侧中间，为肝经之气深聚之处。

【精准定位】在小腿内侧，内踝尖上 7 寸，胫骨内侧面的中央。

【功能】疏肝理气，调经止血。

【主治】腹胀，疝气，遗精，崩漏，恶露不尽。

【自我保健】指压按摩：用拇指指腹按揉中都，每次 3~5 分钟。灸法：艾条灸 5~10 分钟。

膝关 Xīguān

【穴名来源】膝，膝部；关，关节。穴在膝关节内侧。

【精准定位】在膝部，胫骨内侧髁的下方，阴陵泉后 1 寸。

【功能】祛风除湿，疏利关节。

【主治】膝关节肿痛，关节炎，痛风。

【自我保健】指压按摩：用拇指和中指拿揉膝关，每次 3~5 分钟。灸法：艾条灸 10~20 分钟。

曲泉 Qūquán （合穴）

【穴名来源】曲，弯曲；泉，水泉。穴在腘窝横纹内侧端，屈膝时局部凹陷如泉。

【精准定位】在膝部，腘横纹内侧端，半腱肌肌腱内缘凹陷中。

【功能】疏肝理气，调经止痛。

【主治】月经不调，子宫脱垂，阳痿，遗精。

【自我保健】指压按摩：用拇指指腹按曲泉，以局部酸胀扩散至膝关节，并有麻电感向下传导为宜。灸法：艾条灸 5~10 分钟。

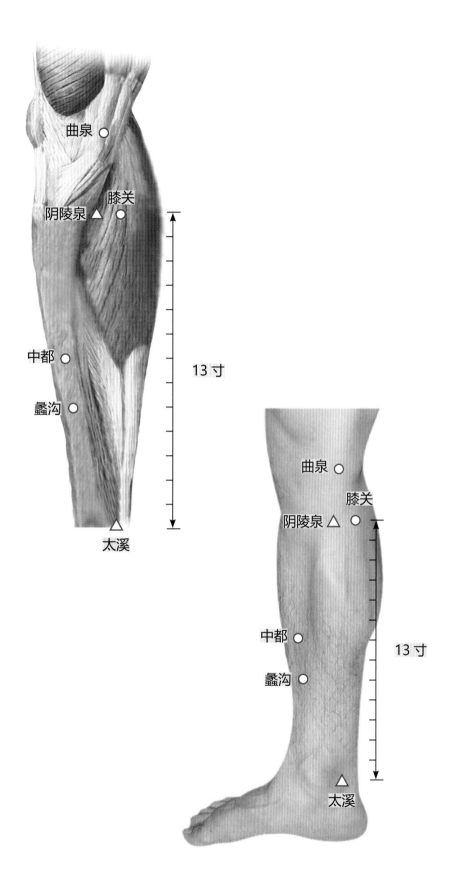

曲泉 ○

膝关
阴陵泉 △ ○

中都 ○

蠡沟 ○

13 寸

太溪 △

曲泉 ○

膝关
阴陵泉 △ ○

中都 ○

蠡沟 ○

13 寸

太溪 △

阴包 Yīnbāo

【穴名来源】阴，阴阳之阴，内为阴；包，通"胞"字，在此指子宫。穴在大腿内侧，主治子宫疾病。

【精准定位】在股前区，髌底上 4 寸，股内肌与缝匠肌之间。

【功能】利尿通淋，调经止痛。

【主治】月经不调，腰骶痛引小腹等。

【自我保健】指压按摩：用拇指指腹按揉阴包，每次 3~5 分钟。灸法：艾条灸 5~10 分钟。

足五里 Zúwǔlǐ

【穴名来源】足，下肢；五，基数词；里，古代有以里为寸之说。穴在下肢，约当箕门上 5 寸。

【精准定位】在股前区，气冲直下 3 寸，动脉搏动处。

【功能】疏肝理气，清热利湿。

【主治】小腹胀痛，睾丸肿痛，四肢倦怠，子宫下垂。

【自我保健】指压按摩：用拇指指腹按揉足五里，每次 3~5 分钟。灸法：艾条灸 5~10 分钟。

阴廉 Yīnlián

【穴名来源】阴，阴阳之阴，内为阴；廉，边缘。穴在大腿内侧阴器的边缘。

【精准定位】在股前区，气冲直下 2 寸。

【功能】调经止带，通经活络。

【主治】月经不调，赤白带下，少腹疼痛。

【自我保健】指压按摩：用拇指指腹按揉阴廉，每次 3~5 分钟。灸法：艾条灸 5~10 分钟。

急脉 Jímài

【穴名来源】急，急促；脉，动脉。穴在大腿根部内侧，局部动脉（股动脉）急促应手处。

【精准定位】在腹股沟区，横平耻骨联合上缘，前正中线旁开 2.5 寸处。

【功能】疏肝胆，理下焦。

【主治】少腹痛，疝气，阴茎痛。

【自我保健】指压按摩：用拇指指腹按揉急脉，每次 3~5 分钟。灸法：艾条灸 5~10 分钟。

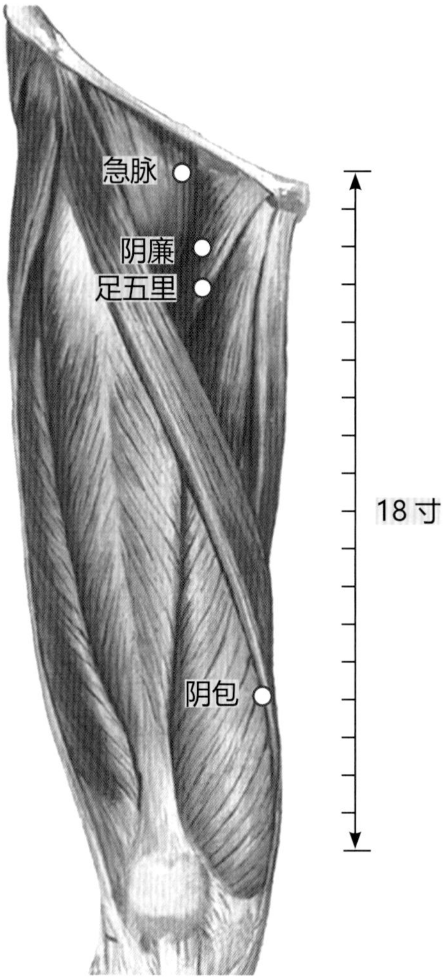

急脉 ○

阴廉 ○
足五里 ○

18寸

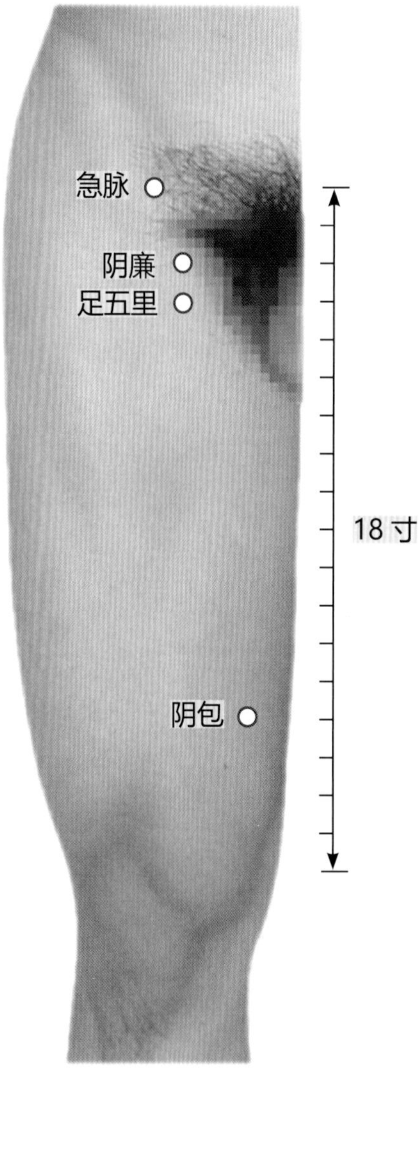

阴包 ○

急脉 ○

阴廉 ○
足五里 ○

18寸

阴包 ○

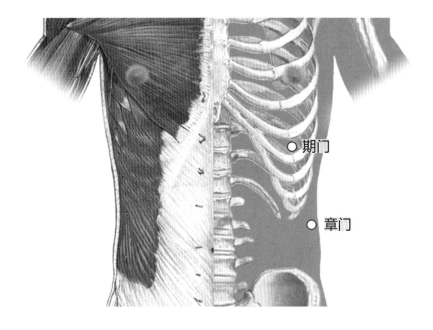

期门

章门

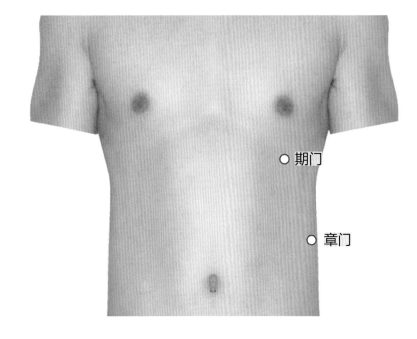

期门

章门

章门 Zhāngmén （脾募穴、脏会穴）

【穴名来源】章，同"障"；门，门户。穴在季肋下，如同内脏之门户。

【精准定位】在侧腹部，第11肋游离端的下际。

【功能】疏肝健脾，降逆平喘。

【主治】大便秘结，四肢懈惰，胸胁痛，呕吐，腹泻。

【自我保健】指压按摩：用拇指指腹按揉章门，以侧腹部有酸胀感为宜。灸法：艾条温和灸10~20分钟。

期门 Qīmén （肝募穴）

【穴名来源】期，周期；门，门户。两侧胁肋如敞开之门户。穴在胁肋部，经气运行至此为一周期，故称期门。

【精准定位】在胸部，第6肋间隙，前正中线旁开4寸。

【功能】平肝潜阳，疏肝健脾。

【主治】胸胁痛，咳嗽气喘，呕吐呃逆，情志抑郁。

【自我保健】指压按摩：用拇指指腹按揉期门，每次3~5分钟。灸法：艾条灸10~20分钟。

14 第十四章
督脉

经脉循行

　　督脉为阳脉之海，其经脉起始于肾下的胞中，到达少腹部，向下经过腰部中央，到达尿道口。男子循阴茎向下到达肛门部，女子络阴部，会合于肛门，均绕到肛门后的会阴，又经过臀部，在足少阴肾经和足太阳膀胱经交会处合于足少阴肾经，再向上经过大腿内侧，从会阳贯穿脊柱，交会于长强穴。在骶骨末端与足少阴肾经交会，并脊柱内上行，经过腰俞、阳关、命门、悬枢、脊中、中枢、筋缩、至阳、灵台、神道、身柱、陶道、大椎，与手足三阳经会合，向上经过哑门，与阳维脉交会，向内联系舌本，向上到达风府穴，与足太阳膀胱经和阳维脉交会，共同进入脑中，经过脑户、强间、后顶，上达巅顶部，经过百会、前顶、囟会、上星，到达神庭，与足太阳膀胱经和督脉交会，沿前额正中到达鼻柱，经素髎、水沟，与手足阳明经交会，到达兑端穴，进入龈交穴，与任脉、足阳明胃经交会而到达终点。

主治病候

　　本经腧穴主治神志病，热病，腰骶、背、头项局部病症及相应的内脏病症。如脊柱强痛，角弓反张等症。

经穴歌诀

督脉中行二十八，长强腰俞腰阳关，命门悬枢接脊中，筋缩至阳灵台逸，
神道身柱陶道长，大椎平肩二十一，哑门风府脑户深，强间后顶百会率，
前顶囟会上星园，神庭素髎水沟窟。兑端开口唇中央，龈交唇内任督毕。

（二十八穴）

督脉图

长强 Chángqiáng
腰俞 Yāoshū
腰阳关 Yāoyángguān
命门 Mìngmén
悬枢 Xuánshū
脊中 Jǐzhōng
中枢 Zhōngshū
筋缩 Jīnsuō
至阳 Zhìyáng
灵台 Língtái
神道 Shéndào
身柱 Shēnzhù
陶道 Táodào
大椎 Dàzhuī
哑门 Yǎmén
风府 Fēngfǔ
脑户 Nǎohù
强间 Qiángjiān
后顶 Hòudǐng
百会 Bǎihuì
前顶 Qiándǐng
囟会 Xìnhuì
上星 Shàngxīng
神庭 Shéntíng
素髎 Sùliáo
水沟 Shuǐgōu
龈交 Yínjiāo
兑端 Duìduān

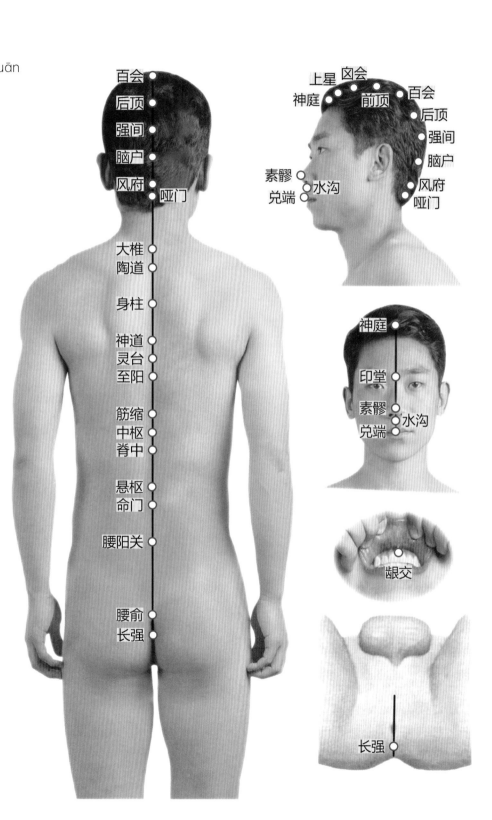

长强 Chángqiáng （络穴）

【穴名来源】长，长短之长；强，强弱之强。脊柱长而强韧，穴在其下端。

【精准定位】在会阴区，尾骨下方，尾骨端与肛门连线的中点处。

【功能】育阴潜阳，益气固脱。

【主治】泄泻，便秘，便血，痔疾，脱肛。

【自我保健】指压按摩：用掌心搓长强，以局部酸胀扩散至肛门为宜。灸法：本穴一般不灸。

腰俞 Yāoshū

【穴名来源】腰，腰部；俞，输注。穴在腰部，是经气输注之处。

【精准定位】在骶区，正对骶管裂孔，后正中线上。

【功能】补肾调经，强健筋骨。

【主治】泄泻，便秘，便血，痔疮。

【自我保健】指压按摩：用中指指腹按揉腰俞，以局部酸胀为宜。灸法：艾条灸 5~10 分钟。

腰阳关 Yāoyángguān

【穴名来源】腰，腰部；阳，阴阳之阳；关，机关。督脉为阳，穴属督脉，位于腰部转动处，如腰之机关。

【精准定位】在脊柱区，第 4 腰椎棘突下凹陷中，后正中线上。

【功能】补益下元，强壮腰肾。

【主治】腰骶痛，下肢麻木，遗精，阳痿，月经不调。

【自我保健】指压按摩：用拇指指腹按揉腰阳关，以局部酸胀为宜。灸法：艾条温灸 10~20 分钟。

命门 Mìngmén

【穴名来源】命，生命；门，门户。"肾为生命之本"。穴在肾俞之间，相当于肾气出入之门户。

【精准定位】在脊柱区，第 2 腰椎棘突下凹陷中，后正中线上。

【功能】固精壮阳，培元补肾。

【主治】遗精，阳痿，不孕，白浊，赤白带下。遗尿，小便不利，泄泻。腰骶、腰脊强痛，虚损腰痛，下肢痿痹。汗不出，寒热痎疟，小儿发痫。

【自我保健】指压按摩：用掌心搓命门，直至有热感为宜。灸法：艾条灸 10~20 分钟。

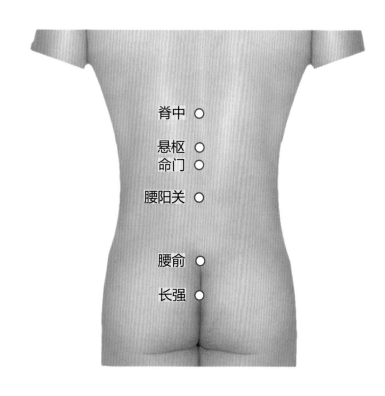

脊中

悬枢
命门

腰阳关

腰俞

长强

脊中

悬枢
命门

腰阳关

腰俞

长强

悬枢 Xuánshū

【穴名来源】悬，悬挂；枢，枢纽。穴在腰部，仰卧时局部悬起，为腰部活动的枢纽。

【精准定位】在脊柱区，第 1 腰椎棘突下凹陷中，后正中线上。

【功能】强腰益肾，涩肠固脱。

【主治】腹痛，腹胀，泄泻，腰背强痛。

【自我保健】指压按摩：用拇指指腹按揉悬枢，以局部酸胀为宜。灸法：艾条温灸 5~15 分钟。

脊中 Jǐzhōng

【穴名来源】脊，脊柱；中，中间。脊柱古作 21 椎；穴在第 11 椎下，正当脊柱的中点。

【精准定位】在脊柱区，第 11 胸椎棘突下凹陷中，后正中线上。

【功能】调理肠胃，益肾宁神。

【主治】腹泻，黄疸，痢疾，痔疮，脱肛，便血，腰脊痛，癫痫。

【自我保健】指压按摩：用拇指揉按脊中，以局部酸胀为宜。灸法：艾条温灸 5~15 分钟。

中枢 Zhōngshū

【穴名来源】中，中间；枢，枢纽。穴在第 10 椎下，相当于脊柱中部之枢纽。

【精准定位】在脊柱区，第 10 胸椎棘突下凹陷中，后正中线上。

【功能】强腰补肾，和胃止痛。

【主治】呕吐，胃痛，食欲不振，腰背痛。

【自我保健】指压按摩：经常敲打中枢，以局部酸胀为宜。灸法：艾条灸 5~15 分钟。

筋缩 Jīnsuō

【穴名来源】筋，筋肉；缩，挛缩。本穴通肝气，能治筋肉挛缩诸病。

【精准定位】在脊柱区，第 9 胸椎棘突下凹陷中，后正中线上。

【功能】舒筋壮阳，醒脑安神。

【主治】胃痛，癫痫，惊痫。

【自我保健】指压按摩：用拇指揉按筋缩，以局部酸胀为宜。灸法：温和灸 10~15 分钟。

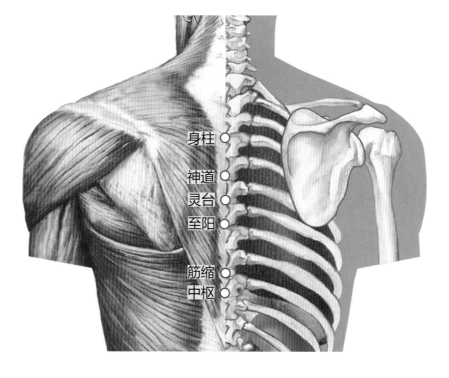

身柱
神道
灵台
至阳
筋缩
中枢

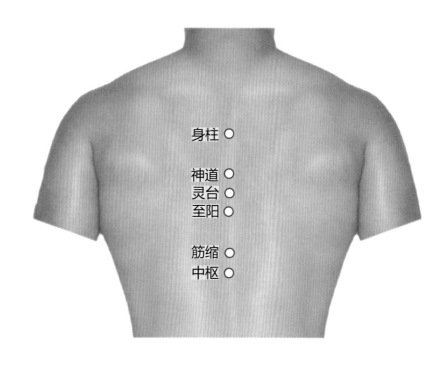

身柱
神道
灵台
至阳
筋缩
中枢

至阳 Zhìyáng

【穴名来源】至，到达；阳，阴阳之阳。本穴与横膈平。经脉至此已从膈下阳中之阴到达膈上阳中之阳。

【精准定位】在脊柱区，第7胸椎棘突下凹陷中，后正中线上。

【功能】利湿退黄，健脾和胃，止咳平喘。

【主治】胸胁胀痛，黄疸，腰背疼痛。

【自我保健】指压按摩：用拇指揉按至阳，以局部酸胀为宜。灸法：艾条灸10~20分钟。

灵台 Língtái

【穴名来源】灵。神灵；台，亭台。穴在神道和心俞两穴之下，故喻为心灵之台。

【精准定位】在脊柱区，第6胸椎棘突下凹陷中，后正中线上。

【功能】清热解毒，宣肺定喘，舒筋活络。

【主治】疔疮，咳嗽，气喘，项强，背痛。

【自我保健】指压按摩：用拇指揉按灵台，以局部酸胀为宜。灸法：艾条灸10~20分钟。

神道 Shéndào

【穴名来源】神，心神；道，通道。心藏神，心在心俞旁，如同心神之通道。

【精准定位】在脊柱区，第5胸椎棘突下凹陷中，后正中线上。

【功能】镇惊安神，理气宽胸。

【主治】惊悸，心痛，心悸，失眠健忘，癫痫，腰背痛。

【自我保健】指压按摩：用拇指用力揉按神道，以局部酸胀为宜。灸法：艾条温灸5~10分钟。

身柱 Shēnzhù

【穴名来源】穴在第3胸椎下，上连头项，下通背腰，如一身之支柱。

【精准定位】在脊柱区，第3胸椎棘突下凹陷中，后正中线上。

【功能】清热宣肺，醒神定痉，活血通络。

【主治】咳嗽，气喘，腹泻，腰背疼痛，癫痫。

【自我保健】指压按摩：用拇指用力揉按身柱，以局部酸胀为宜。灸法：艾条温灸10~20分钟。

陶道 Táodào

【穴名来源】陶，陶冶；道，道路。比喻脏腑之气汇集于督脉，由此路上升。

【精准定位】在脊柱区，第1胸椎棘突下凹陷中，后正中线上。

【功能】清热解表，安神截疟，疏筋通络。

【主治】头痛项强，疟疾，脊背酸痛。

【自我保健】指压按摩：用拇指用力揉按陶道，以局部酸胀为宜。灸法：艾条温灸10~20分钟。

大椎 Dàzhuī

【穴名来源】大，巨大；椎，椎骨。古称第1胸椎棘突为大椎，穴适在其上方，故称大椎。

【精准定位】在脊柱区，第7颈椎棘突下凹陷中，后正中线上。

【功能】解表散寒，镇静安神，肃肺调气，清热解毒。

【主治】头项强痛，肩背痛，咳嗽喘急，小儿惊风。

【自我保健】指压按摩：用拇指用力揉按大椎，以局部酸胀为宜。灸法：艾条温灸10~20分钟。

哑门 Yǎmén

【穴名来源】哑，音哑；门，门户。此穴深刺可以致哑，也可治哑。

【精准定位】在颈后区，第2颈椎棘突上际凹陷中，后正中线上。

【功能】开喑通窍，清心宁志。

【主治】声音嘶哑，舌缓不语，重舌，失语，癫疾。

【自我保健】指压按摩：用拇指指腹点按哑门。灸法：艾条温和灸3~5分钟。

风府 Fēngfǔ

【穴名来源】风，风邪；府，处所。可治风邪为病之穴，也是易为风邪侵袭的部位。

【精准定位】在颈后区，枕外隆突直下，两侧斜方肌之间凹陷中。

【功能】清热息风，醒脑开窍。

【主治】感冒，颈项强痛，眩晕，鼻塞，咽喉肿痛。

【自我保健】指压按摩：用拇指指腹点按风府。灸法：艾条温和灸3~5分钟。

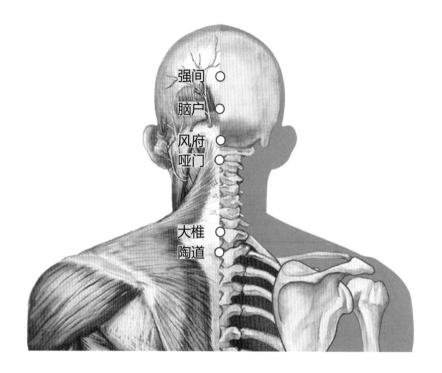

强间
脑户
风府
哑门

大椎
陶道

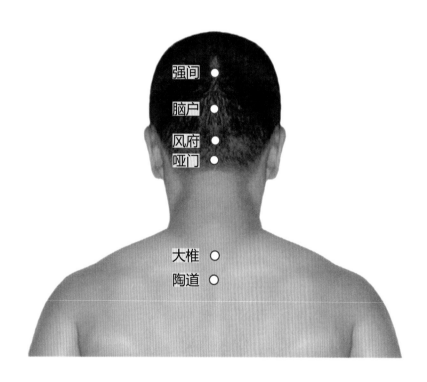

强间
脑户
风府
哑门

大椎
陶道

脑户 Nǎohù

【穴名来源】脑，脑髓；户，门户。督脉循脊上行入脑。穴在枕部，相当于脉气入脑的门户。

【精准定位】在头部，枕外隆凸的上缘凹陷中。

【功能】清头明目，镇痉安神。

【主治】癫狂，眩晕，头重，头痛，项强等。

【自我保健】指压按摩：用拇指指腹点按脑户。灸法：艾条温灸5~10分钟。

强间 Qiáng jiān

【穴名来源】强，强硬；间，中间。穴当顶骨与枕骨结合之中间，能治项部强痛。

【精准定位】在头部，后发际正中直上4寸。

【功能】宁心安神，通络止痛。

【主治】头痛，目眩，口歪，癫痫。

【自我保健】指压按摩：用拇指指腹揉按强间。灸法：艾条温灸5~10分钟。

后顶 Hòudǐng

【穴名来源】后，后方；顶，头顶。穴在头顶百会穴之后方。

【精准定位】在头部，后发际正中直上5.5寸。

【功能】清热止痛，宁心安神。

【主治】项强，头痛，眩晕，心烦，失眠。

【自我保健】指压按摩：用拇指指腹揉按后顶。灸法：艾条温灸5~10分钟。

百会 Bǎihuì

【穴名来源】百，多的意思；会，交会。穴在巅顶部，是足三阳经、肝经和督脉等多经之交会部位。

【精准定位】在头部，前发际正中直上5寸。

【功能】升阳固脱，开窍宁神。

【主治】眩晕，脱肛，痔疾，子宫下垂，神志病。

【自我保健】指压按摩：用拇指指腹揉百会，以局部胀痛为宜。灸法：艾条灸10~20分钟。

前顶 Qiándǐng

【穴名来源】前，前方；顶，头顶。穴在头顶百会穴之前方。

【精准定位】在头部，前发际正中直上 3.5 寸。

【功能】清热通窍，健脑安神。

【主治】癫痫，小儿惊风，头痛，头晕。

【自我保健】指压按摩：用拇指指腹揉前顶，以局部沉胀为宜。灸法：艾条温灸 5~10 分钟。

囟会 Xìnhuì

【穴名来源】囟，囟门；会，会合。穴当大囟门的闭合处。

【精准定位】在头部，前发际正中直上 2 寸。

【功能】醒脑开窍，清头散风。

【主治】头痛，目眩，面红目赤，流鼻涕。

【自我保健】指压按摩：经常用拇指指腹按揉囟会。灸法：艾条灸 5~10 分钟。

上星 Shàngxīng

【穴名来源】上，上方；星，天上之星。人头形圆像天，穴居头上，如星在天。

【精准定位】在头部，前发际正中直上 1 寸。

【功能】散风清热，宁心通窍。

【主治】头痛，眩晕，目赤肿痛，鼻出血。

【自我保健】指压按摩：用拇指指腹垂直向下按压上星，以局部胀痛为宜。灸法：艾条温灸 5~10 分钟。

神庭 Shéntíng

【穴名来源】神，神明；庭，前庭。"脑为元神之府"，神在此指脑。穴在前额部，如脑之前庭。

【精准定位】在头部，前发际正中直上 0.5 寸。

【功能】潜阳安神，醒脑息风。

【主治】失眠，头晕，目眩，鼻塞，流泪，目赤肿痛。

【自我保健】指压按摩：用拇指指腹按揉神庭，以局部胀痛为宜。灸法：艾条温灸 5~10 分钟。

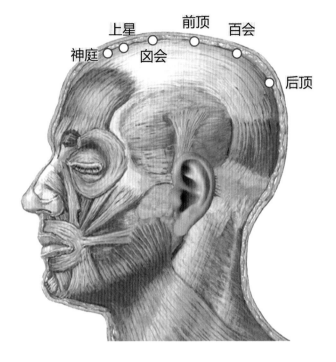

上星　前顶　百会
神庭　囟会　　　　　后顶

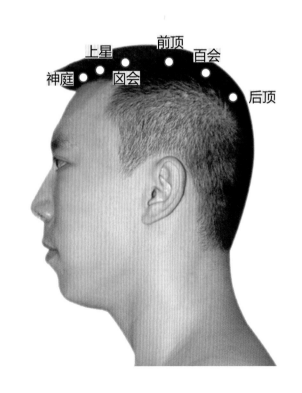

上星　前顶　百会
神庭　囟会　　　　　后顶

督脉　任脉

素髎 Sùliáo

【穴名来源】素，鼻茎；髎，骨隙。穴在鼻茎下端的骨隙处。

【精准定位】在面部，鼻尖的正中央。

【功能】通利鼻窍，开窍醒神。

【主治】惊厥，鼻塞，流鼻血，鼻流清涕。

【自我保健】指压按摩：用拇指指腹按揉素髎，每次 1~3 分钟。

水沟 Shuǐgōu

【穴名来源】水，水液；沟，沟渠。穴在人中沟，人中沟形似水沟。

【精准定位】在面部，人中沟的上 1/3 与中 1/3 交点处。

【功能】醒脑开窍，通经活络。

【主治】晕厥，中暑，黄疸，闪挫腰痛。

【自我保健】指压按摩：用拇指指腹按揉水沟，每次 1~3 分钟。灸法：艾条温灸 5~10 分钟。

兑端 Duìduān

【穴名来源】兑，指口；端，尖端。穴在口的上唇尖端。

【精准定位】在面部，上唇结节的中点。

【功能】开窍醒神，散风泻热。为急救穴之一。

【主治】牙龈肿痛，鼻塞，昏迷。

【自我保健】指压按摩：用食指指腹点按兑端，每次 1~3 分钟。灸法：艾条灸 3~5 分钟。

龈交 Yínjiāo

【穴名来源】龈，齿龈；交，交会。穴在上唇系带的根部。上唇系带与上齿龈之交界处。

【精准定位】在上唇内，上唇系带与上牙龈的交点。

【功能】活血清热，安神定志，舒筋止痛。

【主治】口臭，牙龈肿痛，癫狂，腰扭伤，颈项强。

【自我保健】指压按摩：用舌头向上唇内侧顶，就可以刺激到龈交。

印堂 Yìntáng

【穴名来源】印,印染;堂,居所。印堂指眉间的位置。本穴正位于印堂处,故名。

【精准定位】在头部,两眉毛内侧端中间的凹陷中。

【功能】镇惊安神,活络疏风。

【主治】失眠,健忘,癫痫,头痛,眩晕,目赤肿痛,三叉神经痛。

【自我保健】指压按摩:用食指指腹点按印堂,每次50~100下。灸法:艾条灸5~10分钟。

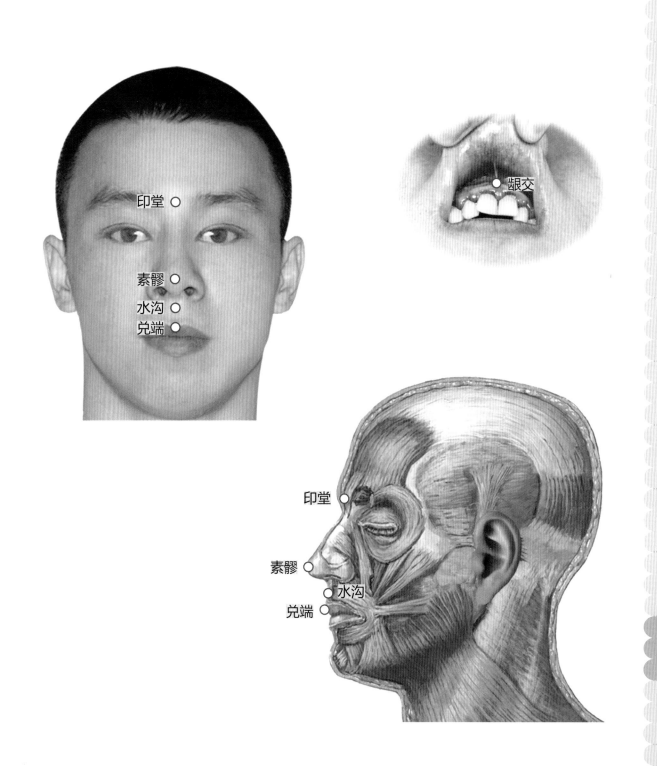

15 第十五章 任脉

经脉循行

　　任脉为阴脉之海，其经脉起始于中极下、少腹内的会阴部，向上走行并外出，沿曲骨穴，上过毛际，到达中极穴，与足厥阴肝经、足太阴脾经、足少阴肾经一同并行腹里，沿关元穴，经过石门穴，与足少阳胆经、冲脉交会于阴交穴，沿神阙、水分，与足太阴脾经交会于下脘穴，经过建里穴、与手太阳小肠经、手少阳三焦经、足阳明胃经交会于中脘穴，向上经过上脘、巨阙、鸠尾、中庭、膻中、玉堂、紫宫、华盖、璇玑，再向上经过喉咙，与阴维脉交会于天突、廉泉，向上经过下颌部，经过承浆与手足阳明经、督脉交会，环绕口唇，到达下龈交穴（在下齿龈缝中，其位置与承浆内外相应），往复并分为两支，经过面部，联系两目中央的下方，至承泣穴而到达终点。

主治病候

　　本经腧穴主治腹、胸、颈、头面部的局部病症及相应的内脏器官疾病，少数腧穴可治疗神志病或有强壮作用。如疝气，带下，腹中结块等症。

经穴歌诀

　　　　任脉起于会阴穴，曲骨中极关元锐，
　　　　石门气海阴交仍，神阙水分下脘配，
　　　　建里中上脘相连，巨阙鸠尾蔽骨下，
　　　　中庭膻中慕玉堂，紫宫华盖璇玑夜，
　　　　天突结喉是廉泉，唇下宛宛承浆舍。（二十四穴）

任脉图

会阴 Huìyīn
曲骨 Qūgǔ
中极 Zhōngjí
关元 Guānyuán
石门 Shímén
气海 Qìhǎi
阴交 Yīnjiāo
神阙 Shénquè
水分 Shuǐfēn
下脘 Xiàwǎn
建里 Jiànlǐ
中脘 Zhōngwǎn
上脘 Shàngwǎn
巨阙 Jùquè
鸠尾 Jiūwěi
中庭 Zhōngtíng
膻中 Dànzhōng
玉堂 Yùtáng

紫宫 Zǐgōng
华盖 Huágài
璇玑 Xuánjī
天突 Tiāntū
廉泉 Liánquán
承浆 Chéngjiāng

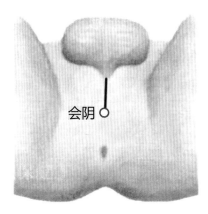

会阴

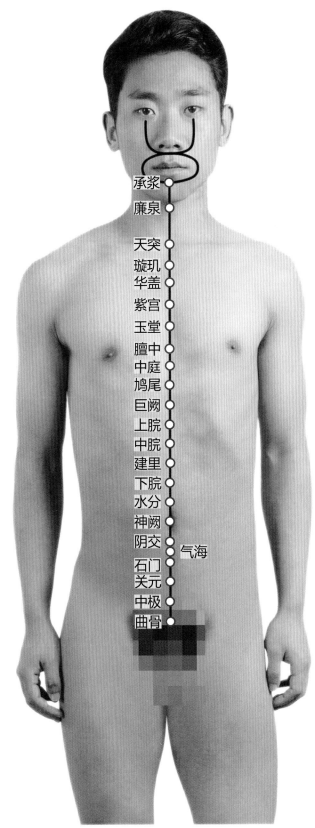

承浆
廉泉
天突
璇玑
华盖
紫宫
玉堂
膻中
中庭
鸠尾
巨阙
上脘
中脘
建里
下脘
水分
神阙
阴交   气海
石门
关元
中极
曲骨

会阴 Huìyīn

【穴名来源】会，交会；阴，阴阳之阴。穴正位于会阴部两阴窍之间，故名。

【精准定位】会阴区，男性在阴囊根部与肛门连线的中点，女性在大阴唇后联合与肛门连线的中点。

【功能】醒神开窍，通利下焦。

【主治】阴痒，闭经，溺水窒息，产后昏迷不醒，癫狂。

【自我保健】指压按摩：用拇指指腹揉按会阴，以局部胀痛甚至扩散至前、后阴为宜。灸法：艾条灸 5~10 分钟。

曲骨 Qūgǔ

【穴名来源】曲，弯曲；骨，骨头。曲骨，中医古代解剖学名词，指耻骨。穴正当耻骨联合上缘。

【精准定位】在下腹部，耻骨联合上缘，前正中线上。

【功能】涩精举阳，补肾利尿，调经止带。

【主治】遗精，阳痿，月经不调，痛经，遗尿。

【自我保健】指压按摩：用拇指指腹揉按曲骨，以局部酸胀为宜。灸法：艾条温灸 5~15 分钟。

中极 Zhōngjí（膀胱募穴）

【穴名来源】中，中间；极，正是。此穴位正在人身上下左右之中间。

【精准定位】在下腹部，脐中下 4 寸，前正中线上。

【功能】清利湿热，益肾调经，通阳化气。

【主治】阳痿，遗精，月经不调。

【自我保健】指压按摩：用拇指指腹揉按中极，以局部酸胀为宜。灸法：艾条温灸 10~15 分钟。

关元 Guānyuán（小肠募穴）

【穴名来源】关，关藏；元，元气。为关藏人身元气之处。

【精准定位】在下腹部，脐中下 3 寸，前正中线上。

【功能】培元固脱，温肾壮阳，调经止带。

【主治】遗精，阳痿，月经不调，子宫肌瘤。

【自我保健】指压按摩：将掌心搓热后敷在关元穴上，每次 1~2 分钟。灸法：艾条灸 10~20 分钟。

【备注】孕妇禁刺灸。

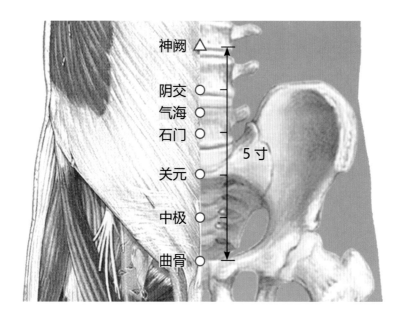

神阙 △
阴交 ○
气海 ○
石门 ○
关元 ○
中极 ○
曲骨 ○

5寸

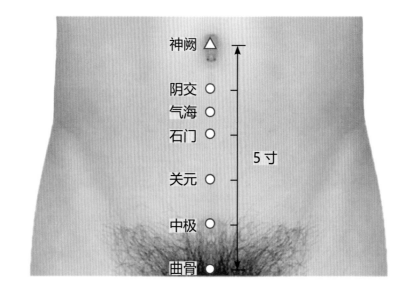

神阙 △
阴交 ○
气海 ○
石门 ○
关元 ○
中极 ○
曲骨 ●

5寸

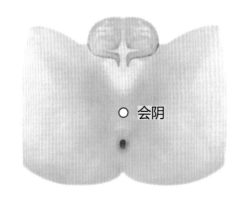

○ 会阴

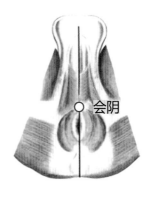

○ 会阴

石门 Shímén （三焦募穴）

【穴名来源】石，岩石;门。门户。石有坚实之意,本穴能治下腹硬块之石积病,并有绝孕之说。

【精准定位】在下腹部，当脐中下 2 寸，前正中线上。

【功能】健脾益肾，清利下焦。

【主治】腹痛，小便不利，遗精，阳痿，白带异常。

【自我保健】指压按摩:对女性来说，石门不宜按压，可用热毛巾热敷。灸法:艾条灸 10~20 分钟。

气海 Qìhǎi （肓之原穴）

【穴名来源】气，元气；海，海洋。穴在脐下，为人身元气之海。

【精准定位】在下腹部，脐中下 1.5 寸，前正中线上。

【功能】补气健脾，调理下焦，培元固本。

【主治】阳痿，月经不调，痛经，胃下垂，四肢乏力。

【自我保健】指压按摩：用拇指指腹揉按气海，以产生热感为止。灸法：艾条温灸 20~30 分钟。

阴交 Yīnjiāo

【穴名来源】阴，阴阳之阴；交，交会。为任脉、冲脉和足少阴脉交会处。

【精准定位】在下腹部，脐中下 1 寸，前正中线上。

【功能】利水消肿，调经理血，温补下元。

【主治】遗精，阳痿，月经不调，腹胀，便秘。

【自我保健】指压按摩：用拇指指腹揉按阴交，以局部酸胀为宜。灸法：艾条温灸 10~20 分钟。

神阙 Shénquè

【穴名来源】神，神气；阙，宫门。穴在脐中。脐为胎儿气血运行之要道，如神气出入之宫门。

【精准定位】在脐区，脐中央。

【功能】温阳救逆，利水消肿。

【主治】各种脱证，月经不调，遗精，不孕。

【自我保健】指压按摩：经常用手掌摩揉神阙，每次 3~5 分钟。灸法：艾条温灸 20~30 分钟。

水分 Shuǐfēn

【穴名来源】水，水谷；分，分别。内应小肠，水谷至此分别清浊。

【精准定位】在上腹部，脐中上 1 寸，前正中线上。

【功能】利水消肿，健脾和胃。

【主治】水肿，泄泻，腹胀，肠鸣，反胃，腹痛。

【自我保健】指压按摩：经常用手掌摩揉水分，每次 3~5 分钟。灸法：艾条温灸 15~20 分钟。

下脘 Xiàwǎn

【穴名来源】下，下方；脘，胃脘。穴当胃脘之下部。

【精准定位】在上腹部，脐中上 2 寸，前正中线上。

【功能】和胃健脾，消积化滞。

【主治】腹痛，腹胀，呕吐，呃逆，泄泻。

【自我保健】指压按摩：经常用手掌摩揉下脘，每次 3~5 分钟。灸法：艾条温灸 5~15 分钟。

建里 Jiànlǐ

【穴名来源】建，建立；里，里部，穴在中、下脘之间，有助于建立中焦里气。

【精准定位】在上腹部，脐中上 3 寸，前正中线上。

【功能】和胃健脾，降逆利水。

【主治】胃脘痛，呕吐，食欲不振，水肿。

【自我保健】指压按摩：经常用手掌摩揉建里，每次 3~5 分钟。灸法：艾条温灸 5~15 分钟。

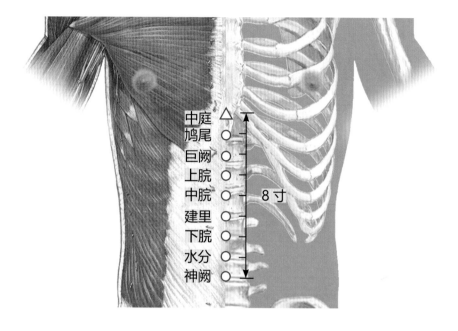

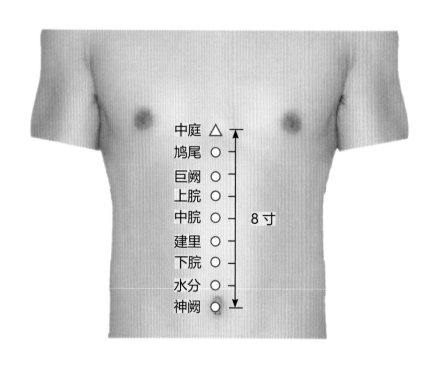

中脘 Zhōngwǎn （胃募穴、腑会穴）

【穴名来源】中，中间；脘，胃脘。穴当胃脘之中部。

【精准定位】在上腹部，脐中上 4 寸，前正中线上。

【功能】和胃健脾，温中化湿。

【主治】腹痛腹胀，胃脘痛，急性胃肠炎，顽固性胃炎，呕吐，呃逆，失眠。

【自我保健】指压按摩：用拇指指腹揉按中脘，以局部酸胀为宜。灸法：艾条温灸 10~20 分钟。

上脘 Shàngwǎn

【穴名来源】上，上方；脘，胃脘。穴当胃脘之上部。

【精准定位】在上腹部，脐中上 5 寸，前正中线上。

【功能】和胃降逆，宽胸宁神。

【主治】胃脘疼痛，呕吐，呃逆，食欲不振，痢疾。

【自我保健】指压按摩：用拇指指腹揉按上脘，以局部酸胀为宜。灸法：艾条温灸 10~20 分钟。

巨阙 Jùquè（心募穴）

【穴名来源】巨，巨大；阙，宫门。此为心之募穴，如心气出入的宫门。

【精准定位】在上腹部，脐中上 6 寸，前正中线上。

【功能】化痰宁心，理气和胃。

【主治】心痛，心烦，健忘，癫狂痫。

【自我保健】指压按摩：用拇指指腹揉按巨阙，以局部酸胀为宜。灸法：艾条温灸 10~20 分钟。

鸠尾 Jiūwěi （络穴、膏之原穴）

【穴名来源】鸠，鸠鸟；尾，尾巴。胸骨剑突形如鸠鸟的尾巴，穴在其下，故名。

【精准定位】在上腹部，剑胸结合部下 1 寸，前正中线上。

【功能】宽胸利膈，宁心定志。

【主治】心悸，心痛，癫狂痫，胃痛，食欲不振。

【自我保健】指压按摩：用拇指点按鸠尾，以局部酸胀为宜。灸法：艾条温灸 10~20 分钟。

中庭 Zhōngtíng

【穴名来源】中，中间；庭，庭院。穴在心下，犹如在宫殿前庭院之中。

【精准定位】在胸部，剑胸结合中点处，前正中线上。

【功能】宽胸理气，降逆止呕。

【主治】心痛，胸满，呕吐等。

【自我保健】指压按摩：用拇指揉按中庭，以局部酸胀为宜。灸法：艾条温灸 5~10 分钟。

膻中 Dànzhōng （心包募穴、气会穴）

【穴名来源】膻，袒露；小，中间。胸部袒露的中间部位古称膻中，穴当其处。

【精准定位】在胸部，横平第 4 肋间隙，前正中线上。

【功能】理气宽胸，平喘止咳。

【主治】胸闷，气喘，心悸，产妇乳少，小儿吐乳。

【自我保健】指压按摩：用拇指指腹揉按膻中，以局部酸胀为宜。灸法：艾条灸 10~20 分钟。

玉堂 Yùtáng

【穴名来源】玉，玉石，堂，殿堂。玉有贵重之意，穴位所在相当于心脏部位，因其重要，故比之为玉堂。

【精准定位】在胸部，横平第 3 肋间隙，前正中线上。

【功能】止咳平喘，理气宽胸，活络止痛。

【主治】咳嗽，气短，哮喘，咽喉肿痛。

【自我保健】指压按摩：用拇指指腹揉按玉堂，以局部沉胀为宜。灸法：艾条温灸 5~10 分钟。

紫宫 Zǐgōng

【穴名来源】紫，紫色；宫，宫殿。紫宫，星名，在此代表帝王所居之所。该穴正对心脏部位，心为君主之宫，故名。

【精准定位】在胸部，横平第 2 肋间隙，前正中线上。

【功能】理气平喘，止咳化痰。

【主治】咳嗽，气喘，胸胁支满，胸痛等。

【自我保健】指压按摩：用拇指指腹揉按紫宫，以局部沉胀为宜。灸法：艾条温灸 5~10 分钟。

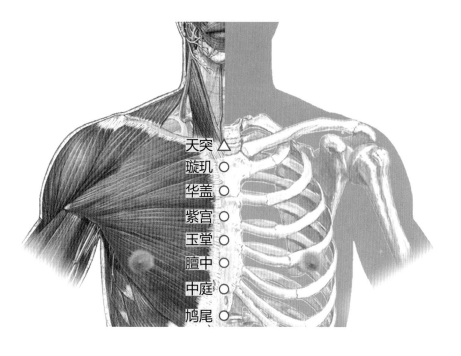

天突 △
璇玑 ○
华盖 ○
紫宫 ○
玉堂 ○
膻中 ○
中庭 ○
鸠尾 ○

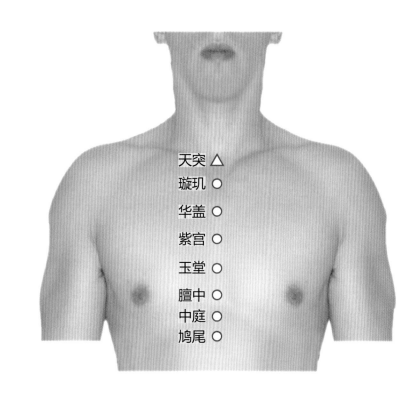

天突 △
璇玑 ○
华盖 ○
紫宫 ○
玉堂 ○
膻中 ○
中庭 ○
鸠尾 ○

华盖 Huágài

【穴名来源】华盖，星名，在此指帝王所用盖伞。穴位所在相当于肺脏部位；肺在心之上，犹如心之华盖。

【精准定位】在胸部，横平第 1 肋间隙，前正中线上。

【功能】止咳平喘，利咽止痛。

【主治】咳嗽，气喘，胸胁支满，胸痛。

【自我保健】指压按摩：用拇指指腹揉按华盖，以局部沉胀为宜。灸法：艾条温灸 5~10 分钟。

璇玑 Xuánjī

【穴名来源】璇，同"旋"字；玑，同"机"字。璇为北斗星的第二星，玑为北斗星的第三星，与紫宫星相对，故名。

【精准定位】在胸部，胸骨上窝下 1 寸，前正中线上。

【功能】宽胸理气，止咳平喘。

【主治】咳嗽，气喘，胸痛，咽喉肿痛。

【自我保健】指压按摩：用拇指指腹揉按璇玑，以局部沉胀为宜。灸法：艾条温灸 5~10 分钟。

天突 Tiāntū

【穴名来源】天，天空；突，突出。穴位所在相当于气管上端，喻为肺气上通于天的部位。

【精准定位】在颈前区，胸骨上窝中央，前正中线上。

【功能】宣肺平喘，清音止嗽。

【主治】哮喘，咳嗽，咯吐脓血，咽喉肿痛。

【自我保健】指压按摩：用指腹按压天突，以局部酸胀为宜。灸法：艾条灸 5~15 分钟。

廉泉 Liánquán

【穴名来源】廉，清廉；泉，水泉。舌下两脉，古称廉泉。穴在结喉上缘，靠近此脉。

【精准定位】在颈前区，喉结上方，舌骨上缘凹陷中，前正中线上。

【功能】通利咽喉，增液通窍。

【主治】舌下肿痛，舌强不语，咳嗽，口舌生疮。

【自我保健】指压按摩：用指腹点压廉泉，以局部酸胀，舌根及咽喉部感觉发紧为止。灸法：艾条灸 10~20 分钟。

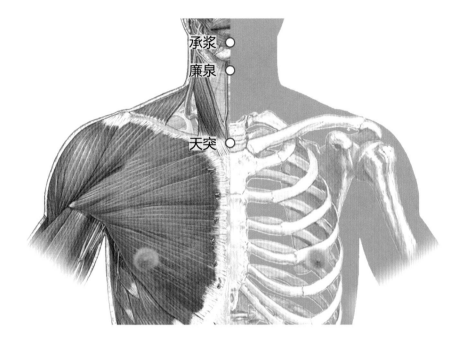

承浆
廉泉
天突

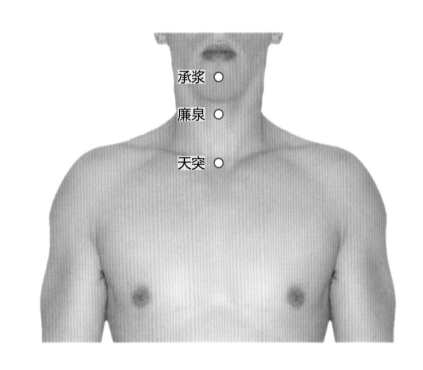

承浆
廉泉
天突

承浆 Chéngjiāng

【穴名来源】承，承受；浆，水浆。穴在颏唇沟正中的凹陷处，为承受口中流出的水浆之处。

【精准定位】在面部，颏唇沟的正中凹陷处。

【功能】祛风通络，镇静消渴。

【主治】中风昏迷，癫痫，口眼歪斜，牙龈肿痛。

【自我保健】指压按摩：用指腹按压承浆，以局部酸胀为宜。灸法：艾条灸5~15分钟。

穴位笔画索引

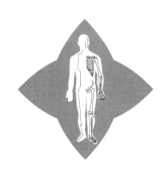

人体经络穴位使用大图册